古醫籍稀見版本影印存真文庫

御藥院方 下

元·許國禎 編纂

中醫古籍出版社
Publishing House of Ancient Chinese Medical Books

據中國中醫科學院圖書館藏日本寬政戊午活字本影印原書版框高二一零毫米寬一五零毫米

癸巳新刊御藥院方卷第六

補虛損門

靈宿丹　大補益强心志壯筋骨益氣血調榮衛補骨髓固元陽黑髭鬢治腰膝無力通九竅利三焦去諸風除冷痰安五臟明耳目補虛損

菟絲子（酒浸一宿別研五兩）　覆盆子（酒浸焙三兩）

檳榔（煨）　牛膝（去苗酒浸）　肉蓯蓉（去皺酒浸切焙）

天麻（酒浸剉焙）　熟地黃（酒浸三日焙各二兩）

鹿茸（酥炙）　桂（去粗皮）　巴戟天（去心）

附子（炮裂去皮臍）　石斛（去根）　青皮（去白）

豬實炒 蘹香子微炒 白龍骨研

杜仲去麤皮切炒 補骨脂微炒 葫蘆巴

石韋去毛 枸杞子 遠志去心

五味子炒 沉香剉 蛇床子炒

山茱萸 萆薢 山藥各一兩別爲末

右三十八味擣羅爲末用浸藥酒調山藥末煮糊更入酥蜜各一兩和藥擣三五百杵丸如梧桐子大每服二十丸空心溫酒送下溫粥飲亦得

豬肚丸 治男子肌瘦氣弱咳嗽漸成勞瘵

白朮四兩 牡蠣燒四兩 苦參三兩

右爲細末以豬肚一箇煮熟剉研成膏和丸如梧桐子大每服三四十丸米飲下日三四服以藥神効瘦者服即肥莫測其理穎昌李薦方叔其子得效施人亦屢應

酸棗仁丸　治膽經不足心經受熱精神恍惚恐畏多驚情思不樂時有盜汗虛煩不眠朝差暮劇或發眩運

酸棗人炒　地榆各一兩　丹砂研爲衣

茯神去木　人參　菖蒲剉各半兩

右爲細末水蜜麵糊爲丸如梧桐子大以朱砂爲

衣每服三十丸至五十丸煎人參湯下不拘時候或米飲下亦得

固真丸

鹿角一對

右用殺者去頂骨截作三寸長短解作兩鏤秤見斤兩用河水浸七日每日一換新水浸候日數足每角一斤入好黃蠟一兩用磁缸子內以河水用桑柴火煮三伏時不得住火如水少漸漸添浸著角後煮得角軟刮去黑皮只取霜曬乾將煮角汁再以慢火熬成清膠每用鹿角霜一

斤入上好者雪白茯苓五兩刮去黑皮二味同
擣羅爲細末將鹿角膠水搜和爲丸如梧桐子
大每服五十丸空心用溫酒吞下漸漸加至一
百丸亦得若不喫酒以清米飲吞下亦得治腎
經虛損眞元不足常服煖丹田補眞氣活血脈
健筋骨添精固氣延年助陽此藥別無性

榮芝丸　治諸虛不足起陰發陽安神定魄補五臟
和六腑活血脈塡骨髓強骨生力駐顏色久服輕
身延年不老

鹿角霜五兩　鹿茸去毛酥炙三兩　麝香研兩

沉香　白术　當歸頭去蘆

熟乾地黃　茯苓酒浸二宿　牛膝酒浸二宿

兔絲子酒浸別研　萆薢蜜炒　川芎

五味子各一兩

右爲細末用麵二兩并煉蜜和丸如梧桐子大每服三十丸空心粥水下或溫酒鹽湯亦得漸加至五十丸用殺角十斤已上每五斤東流水浸四十九日刷去水漬令淨入大鍋研麻子五升黃蠟半斤青鹽四兩甜水煮兩伏時溫湯添取出刷淨著細袋子盛曬乾爲末取煮角汁濾滓

去慢火熬成膏

鎭心丸　治心氣不足志意不定精神恍惚語言錯妄忪悸煩亂愁憂慘戚喜驚多恐健忘少睡夜多異夢寤卽驚魘或發狂眩暴不知人並宜服之

預知子去皮　人參去蘆頭　白茯苓去皮

遠志去心　石菖蒲　山藥

枸杞子揀淨　黃精蒸熟　栢子人

地骨皮去土　茯神去木　朱砂飛研各等分

右件爲細末煉蜜丸每兩作二十丸更以朱砂爲衣每服丸細嚼人參湯下不計時候

牛黃鐵粉丸 鎮定心氣止驚悸不寧

牛黃研二錢半 鐵粉研 紫石英研

白石英研 酸棗人炒 茯神去木

陳皮去白 人參去蘆頭各一兩

右爲細末入研者勻白麵糊和丸如梧桐子大每服五十丸煎人參湯下食前服

烏金散 療虛夢泄精滑不禁

九肋鱉甲

右不以多少去裙襴淨洗過燒存性研細末每服一字用清酒小半盞童子小便半小盞陳葱白

七八寸同煎至七分去葱白和滓日西時温服之須臾得黏臭汗爲度次日只進白粟米粥忌食他物

木豬苓丸　療虛夢泄精滑不禁

半夏五兩大者切作四塊中者三塊小者不須　木豬苓八兩劈作塊子同上

右同入無油器中慢火炒候半夏紫色則止揀出木豬苓不用只取半夏杵細末以陳粟米飯和丸如梧桐子大曬藥丸子微乾却將木豬苓杵碎爲麤末與前藥丸子入銚子內再同炒候久子藥乾篩去木豬苓不用每服五十丸空心温

粟米飲下

神助丹　補益元臟大進飲食能壯筋骨

附子二兩五錢已上者皆可　川烏頭四兩正坐好者皆用

右二味同於磁器內用好醋五升浸直至通心軟透為度四時之間不計日數或三五日以至半月但以通心軟透為妙每日一攪浸透取出藥切作片子將所浸醋棄於無蟲處恐傷生并磁器亦不可別用止可再浸藥再別用好醋五升浸藥掘一土坑子深濶約七八寸許用木炭火燒并周圍四五指許盡令通赤傾藥片子并醋

在內以新瓦盆蓋了用黃土圍定勿令透氣一晝夜取藥片子曬乾去其泥土青鹽四兩先搗爲粗末將藥片子炒令深香黃色爲度同與細末醋煮麵糊丸如梧桐子大每服十五丸至二十丸至三五十丸如氣虛弱或冷所傷可倍加丸數溫酒下空心或鹽湯亦得婦人淡醋湯下餘無所忌如久服眞氣壯實尤宜節慎俱傳

萬壽地芝丸　和顏色利血氣調百節黑髮堅齒逐風散氣愈百疾

生地黃八兩　天門冬去心四兩　菊花四兩

枳殼 去瓤麩炒四兩

右爲細末酒煮麵糊爲丸如梧桐子大每服三十丸漸加至四五十丸空心溫酒下晚食前再服

萬安丸 秘寶方本名茯苓丸上賜名

補下經起陰發陽能令陽氣入腦安魂定魄開三焦破積聚消五谷益子精安臟腑除心中伏熱強筋骨輕身明目去冷除風無所不治補益極多常服最妙七十老兒服之尚有非常

茯苓 浸酒四兩　乾薯蕷 二兩半　五味子 二兩半

杜仲 三兩　牛膝 酒浸　菟絲子 酒浸

赤石脂　白茯苓去皮　澤瀉

熟乾地黃　山茱萸　巴戟去心各二兩

右件爲細末用蓯蓉末半斤酒熬膏和丸如梧桐子大每服五七十丸空心溫酒下不在將息別無所忌只忌大醋及陳臭之物七日後四體光澤口脣赤手足熱面有光潤消食體輕舌厚聲響是其驗也十日長肌肉其藥通中入腦鼻辛酸不可怪也

又篋巾秘寶加減法云

若要肥加燉煌石膏二兩

如失狂多志加遠志一兩
體少津潤加栢子人一兩
欲進房事加白馬莖若無用鹿茸代之二兩去
毛酥炙黃陰下濕癢加蛇床子一兩

金櫻丹　治男子去血失精婦人半產漏下五勞七
傷三尸百疰肌肉陷下形色俱脫傳尸骨蒸虛勞
至損諸風變易瘦劣難痊或因嘔吐或從汗出利
積久津液耗散婦人崩漏無停色肉衰朽男子氣
滑不固筋力消痿傷寒累經勞復瘡漏方在淹延
大衄不定下血過多心氣不足健忘成狂目血衰

虚昏暗作瞑阴阳衰废饮食忘思常服充实肌肉

坚填骨髓悦泽面目长养精神秘精固气壮力强

筋冲和百脉正理三焦定神魄安尸虫乌髭发牢

牙齿男子全道使妇人妊娠通神明不老能健捷

其药之功不可具述乃神仙传世之方

金樱取汁　山术取汁　生地黄取汁

仙灵脾取汁　肉苁蓉酒浸　菟丝子酒浸别研

牛膝酒浸　生鸡头肉乾　生莲子肉乾

乾山药　人参　茯苓去皮

丁香　木香　菖蒲

麝香別研後　甘草炒　陳皮去穰

栢子人別研各二兩

右將兎絲子已下同爲細末入柏子仁匀以白沙蜜入銀石器中於天地爐中慢熟火五斤煉微觧入兒孩兒乳汁二升已來以木篦攪以入上項膏汁同攪令匀勿令住手傾入藥末一處攪熬之火消續續旋添熟火勿令太緊熬至膏成可丸即止取出却於銀石器中候稍溫入麝香末一處搜和成劑更於石臼中杵千余下每兩作一十丸每服一丸空心細嚼酒下

代穀丸　治脾胃久虛全不思食

精羊肉（去筋膜薄批切三斤）　陳皮（三分）

小椒（二分）　葱（十根）

先以水高肉二指已來同煮水盡去陳皮等只取肉慢火焙乾次入

人參（去蘆頭）　神麴（炒）　大麥蘗（炒各二兩）

右同爲細末用生薑麵糊爲丸如梧桐子大每服五七十丸不拘時候溫酒或米飲送下

王倪丹砂　無所不主大補心益精血愈瘻疾壯筋骨久服不死王倪者丞相遵十二代孫明文九年

為滄州無棣令有一人善相見倪曰公死明年正月乙卯我有藥可以不死也能從我乎倪再拜稱幸乃出鍊丹砂法餌之開元元年倪妻之弟亦遇異人授以杏丹法曰吾聞王倪能鍊丹砂願以此易之倪以杏丹賜其子辨而倪與授杏丹者後皆仙矣刺史李休光表賜間其弟為道觀鍊丹砂法

丹砂二十八兩　甘草　遠志去心

檳榔　訶梨勒皮各一兩　桂去粗皮八兩搗碎

右甘草等四味剉以水二大㪷釜以細布囊盛丹砂垂於釜中看水和藥炭火煮之第一日兼夜

用陰火水紋動第二日兼夜用陽火魚眼沸第三日兼夜用木火動花沫沸第四日兼夜用火火汩汩沸第五日兼夜用土火微微沸第六日兼夜用金火沸乍緩乍急第七日兼夜用水火緩調調沸先其泥二釜一釜常暖水用添煮藥釜水涸即添暖水常令不滅二斗七日滿取出丹砂於銀盒中盛其盒中先布桂肉一兩拍碎即令布丹砂又以餘桂一兩覆之即下合置甑中先布糯米厚三寸乃置合又以糯米覆培上亦令米厚三寸許桑薪火蒸之每五日換米桂

其甑蔽可以完竹子爲之不爾蒸多甑壞下釜中也甑下側開一小孔子常煖水用小竹子注添釜中勿令水減第一五日用春火如常炊飰兼夜第二五日兼夜用夏火猛於炊飰第三五日用秋火以炊飰作緩作急兼夜第四五日用冬火兼夜火煖於炊飰依五行相生用文武助之藥成即出丹砂以玉椎力士鉢中研之當膩如麵即可服加以楮實煎丸如梧桐子大每日食前服一丸每日三食計服三丸錬成丹砂二十兩爲一劑二年服盡盡後每十年即錬服三

兩仍取正月一日起服一月使盡既須每十年

二兩不可旋合宜預煉取一劑

造楮實煎法六月六日收取楮實熟者絞取汁

於銀器內慢火熬成膏搜和前藥末

乾荷散 治陰囊腫痛濕潤瘙癢及陰痿弱

牡蠣燒 蛇床子 乾荷葉

浮萍草各等分

右篩羅末每用兩匙水一大椀同煎三五沸濾去

滓淋渫洗下風寒

黃連茯苓丸 壯水源降心火

黃連五兩　白茯苓五兩　破故紙微炒半兩

菖蒲半兩

右同為細末，酒麵糊和丸，如梧桐子大，每服六十丸，食前溫水送下。

延生護寶丹　補元氣，壯筋骨，固精鍵陽，通和血脈，潤澤肌膚，久服益壽延年。

兔絲子水淘淨酒浸軟取末三兩　肉蓯蓉酒浸切焙二兩

二味浸藥酒各多著，要熬膏子。

家韭子四兩水淘淨用棗二兩同煮令棗熟去棗水淘淨滓乾再用酒浸一宿慢火炒乾秤二兩

蛇床子二兩水淘淨棗三兩同煎令棗熟去棗焙乾秤一兩

晚蠶蛾全者二兩用酥少許慢火微炒　木香半兩

白龍骨一兩用茅香一兩同煮一日去茅香用帛裹懸在井中浸一宿取出

鹿茸　桑螵蛸一兩剉炒香　蓮實去皮炒熟一兩

乾蓮花蘂　葫蘆巴微炒一兩　丁香半兩

南乳香別研半兩　麝香別研二錢

右一十五味除乳香麝香兔絲子末外一十二味同為細末將前兎絲子末三兩用浸藥酒二升用文武火熬至一半入蕎麥麵兩匙重一兩用酒調勻下膏子內攪勻次下乳香麝香不住手攪輕沸熬如稠糊放冷此膏子都要用盡恐硬

入酒少許與前藥末和成劑杵擣千余下丸如梧桐子大每服三十丸絶早日未出時溫酒入炒鹽少許送下淨坐少時想藥至丹田以意斟量漸加丸數如陽道衰精滑者空心臨卧各進一服

保神丹 壯氣養精調和心腎

白术半斤去皮 鹿茸四兩酥炙 柏子人四兩

右件三味爲細末用菖蒲末四兩酒熬一作薄膏入白麵四兩熬成膏子和如硬入熟蜜六錢如梧桐子每服五十丸溫酒送下食前服

補眞丹　接眞養氣健脾益胃升降陰陽調順三焦

常服寬利胸膈消進飲食性平不燥

沉香　丁香　白豆蔻人

檀香　肉豆蔻已上各一兩　肉蓯蓉半兩酒浸一宿焙乾

牛膝半兩酒浸一宿焙乾　巴戟去心七錢　白术半兩

香附子二兩　縮砂人一兩　木香二兩

乳香半兩別研　乾山藥七錢　穿山甲半兩炙黃

青皮去白二兩　附子七錢炮製去皮臍　補骨脂一兩炒

桂去粗皮一分　沒藥一兩別研　薑黃一

茴香半兩微炒　甘草二兩炙黃

蒼术三兩酒浸三日取出焙未乾用青鹽一兩炒黃去鹽不用

右爲細末酒浸飷餅爲丸如梧桐子大每服八十丸至一百丸空心溫酒或鹽湯下

金鎖丹 凡人中年之後急務建助秘眞之術以代殘年不衰矣若每日一服至耄無痿之理其治不可具陳

桑螵蛸微炙黃色 晚蠶蛾是雄者微炒 紫梢花

蛇床子微炒 遠志去心 鹿茸酥炙黃色

川茴香炒已上各半兩 穿山甲五片炙焦 海馬二對炙黃

續斷三錢 石燕子一對炭火赤淬七返研

麝香一錢研　南乳香二錢半研　木香二錢半

黑牽牛一兩微炒取頭末三錢

右件一十五味搗羅爲細末用酒煮薄麵糊和丸如梧桐子大每服五十丸溫酒下空心及晚食前各一服其功不可言也如不及作丸只作散服更妙

九子丸　強陰補腎益子精倍氣力

鹿茸一兩刮去毛酥塗炙令黃色其味甘酸其性溫無毒主男子腰腎虛冷脚膝少力夜多異夢精溢自出助陰

肉蓯蓉四兩酒浸三宿切焙乾其味甘酸鹹其性溫治男子絕陽不興女子絕陰不產潤五臟長肌肉暖腰膝益精令人有子

仙茅一兩以糯米泔浸三宿用竹刀刮去皮於槐木砧子上切陰乾其味辛其性溫主丈夫虛損老人失溺無子久服通神強記壯筋骨益肌膚長精神明目彭祖單服

遠志一兩去心其味苦其性溫主傷中補不足除邪氣利九竅益意惠聰耳明目強志不忘久服輕身不老好顏色益精補陰氣

續斷一兩搥碎去筋脈酒浸一宿其味苦辛其性溫主助氣潤血脈補不足

蛇床子一兩微炒其味苦辛甘其性平主男子陰痿濕癢久服輕身好顏色强陰令人有子

巴戟一兩去心其味辛甘其性溫主陰痿强筋骨安五臟補中增志益氣

蘹香子舶上者微炒其味辛其性平主膀胱腎間冷氣國人重之云有助陽道用之一兩

車前子一兩其味甘其性平微寒主男子傷中强陰益精令人有子明目利水道

右件藥已上計九味擣羅爲細末用鹿角脊髓五條去血脈筋膜以無灰酒一升煮熬成膏更研爛同煉蜜少許和丸如梧桐子大每服五十丸溫酒下空心服不足者能補痿者能建滑者能濇弱者能強久服延年不老令人多子

神明補心丹　治心氣不足神志不定恍惚多驚虛煩少睡心情沉默恐聞人聲一切心虛之證並可常服

遠志去心　紫石英飛研　石菖蒲各八錢

熟地黄　白茯苓去皮各半兩　麥門冬去心

卷柏去根土　人參去蘆頭　丹參

黃耆　白朮　澤瀉

山茱萸　防風　秦艽

桔梗已上各四錢　柏子人　川蕒各一錢半

乾山藥　白斂　芍藥

石膏飛研　鐵粉飛研　神麴炒

當歸　半夏生薑製　牡丹皮各二錢

朱砂研飛四錢爲衣

右件爲細末入朱砂令勻煉蜜和丸每兩作一十丸朱砂爲衣每服一丸煎人參湯化下溫酒亦

得不拘時候

延生丹　治丈夫婦人虛損五勞七傷腹內一切痛大便澀小便數或小便不通男子小腸膀胱氣病婦人經脈閉赤白帶下酒食多傷大人小兒吐逆不定諸塊積聚寒疝氣疰亦治中惡鬼疰傷屍勞瘵久嗽水腫瘧痢腳氣病

辰砂別研三兩　木香　沒藥

硇砂別研去　白朮　人參

沉香各半兩　附子炮裂去皮　葫蘆巴各一兩半

右已上並為極細末同研勻用大蘿蔔去頂用銀

匙剜作罐子將已剜出蘿蔔絞取汁橫在椀內入藥末一重旋以銀匙撩蘿蔔汁在上再一層如上法若汁不透用銀筋匙投之令入藥及八分蘿蔔頂蓋之用竹簽簽定如一个蘿蔔盛藥不了即用三兩个分盛之先用紙封閉次用鹽泥固濟周回約一指許用木炭火煅令通赤間藥有香方出火藥罐子不動只於燒處存放至次日去泥開罐子以銀匙取藥在磁器內搡和令勻為丸如要乾再入蘿蔔汁和令得所丸如小豆大每服一十丸細嚼三丸吞七丸空心溫

酒下或米飲亦得日三服臨時量力加減服之

茯苓散 治腎氣不能攝精心不能攝念或夢而泄或不夢而泄

白茯苓去皮五兩

右爲細末每服五錢溫水調下空心食前

烏銀丸

牛膝去蘆頭　覆盆子　華澄茄去枝

巨勝子炒二兩另研　肉桂去皮麁　白茯苓去皮

吳白芷　甘菊花揀淨　遠志去苗心

熟乾地黃焙　旋覆花　旱蓮草去枝

已上各一兩旱蓮草加倍方妙

右除巨勝子外同爲細末再與巨勝子拌勻酒糊丸如梧桐子大每服五十丸至六十丸食前溫酒送下服至七日覺陽氣堅壯是驗久服黑髭鬢益子精神効不可具述

柏子仁丸　補益元氣充實肌膚

山茱萸四兩　柏子人半兩　遠志去心半兩

覆盆子一兩　山藥另取末一兩

右爲細末用山藥白麪同酒煮糊丸如梧桐子大每服三十丸溫酒下空腹食前日進二服其效

如神

五香鱉甲散　治五臟虛勞氣攻注四肢無力手足疼痛背胛氣刺日漸瘦弱心下氣滿不思飲食

鱉甲醋炙二兩　京三稜炮一兩　白茯苓一兩

人參一兩　大黃七錢半　黑附子一兩半

枳殼一兩　牛膝一兩半　桂半兩

羌活一兩　檳榔一兩　熟乾地黃炒一兩半

厚朴去麤皮一兩　五味子一兩　木香一兩

丁香一兩　當歸炒一兩　白朮一兩

白芍藥一兩　肉豆蔻一兩　沉香一兩

右件藥擣羅爲細末每服三錢水一大盞棗三枚
生薑五片同煎至七分去滓服再將兩服滓用
水一盞半煎七分一服

神仙六子丸　治男子氣血衰敗未及年五十歲之
上髭鬢斑白或年少人髭鬢蒼黃若服此藥百日
內變黃白色如黑漆

兔絲子一兩細酒浸一宿焙　金鈴子一兩　枸杞子一兩
覆盆子一兩　五味子一兩焙　蛇床子一兩炒
何首烏一兩酒浸一宿焙　地骨皮三兩酒浸一宿焙
木瓜一兩　舶上茴香二兩鹽炒

熟地黃三兩焙　牛膝三兩酒浸一宿焙

右件一十二味爲細末用前項酒浸兎絲子酒澄清作麪糊爲丸如梧桐子大每服五十丸空心食前溫酒送下日進一服如要疾黑前件藥內加人參茯苓石菖蒲各一兩若服此藥大忌蘿蔔生韭薤蒜菜常服養精髓養氣血壯筋骨補腎水滑肌膚駐容顏黑髭鬢此藥効依驗

兩炒丸

半夏六兩切作片子　龍骨六兩碾爲末

木豬苓六兩切作厚片子

右件先用生薑一斤切作片子換熱水洗半夏七返去生薑不用只將半夏一味同木豬苓一處拌勻炒半夏微乾碾為半夏為末用無灰酒打麵糊為丸如梧桐子大用銀器中炒藥丸子用木炭五斤炒藥丸子不犯銅鐵用新磁罐子一个只用龍骨養藥丸子擇去木豬苓不用每日空心五十丸覺手足暖佳服此藥補下元養精令人少病大安三年七月二十三日本院劉仲班取覆過儀副使依炒丸溫生薑湯送下

辰砂遠志丸　安神鎮心補腎益志治驚悸消風痰

止頭眩

石菖蒲 遠志去心 人參

茯神 川芎 山芋

鐵粉 麥門冬 天麻

細夏麴 天南星剉炒黃 白附子生用已上各一兩

細辛半兩 辰砂一兩四錢入藥六錢爲末

右爲細末生薑五兩取汁入水煮麵糊爲丸如菉豆大以朱砂爲衣每服三五十丸臨卧生薑湯下

鐵甕先生瓊玉膏

新羅人參（二十四兩舂一千下爲末）　生地黃（一十六斤淨洗擣取汁）

白茯苓（四十九兩木杵臼擣爲末）　白沙蜜（一十斤）

右件人參茯苓爲細末蜜用生絹濾過地黃取自然汁擣時不用鐵器取汁盡去滓用藥一處拌和勻入銀石器或好磁器內封用如器物小分兩處盛用淨紙二三十重封閉入湯內以桑柴火煮六日如連夜火即三日夜取出用蠟紙數重包瓶口入井內去火毒一伏時取出再入舊湯內煮一日出水氣取出開封取三匙作三盞祭天地百神焚香設拜誠至端心每晨朝以二

匙溫酒化服不飲者白湯化之此膏填精補髓腸化爲筋萬神具足五藏盈溢髓實血滿髮白變黑返老還童行如奔馬日進數服終日不食亦不飢開通强記日誦萬言神識高邁夜無夢想人年二十七歲以前服此一料可壽三百六十歲四十五歲以前服者可壽二百四十歲六十三歲以前服者可壽一百一十歲六十四歲以上服之可壽至百歲服之十劑絶其慾修陰功成地仙矣一料分五處可救五人癱疾分十處可救十人勞瘵修合之時沐浴志心勿輕示

人每服二匙溫酒化下空心服之

補陰丹　滋益腎水真陰鎮伏心火大熱堅強骨髓補養精氣治發熱怔忪脚膝痺弱通調血脉潤澤肌膚使心腎交泰熱無妄動其功不可盡述

磁石（緊者燒赤醋淬七次水飛過曬乾秤三兩）　鹿茸（三兩去毛酥炙）

生乾地黃（八兩）　石斛（三兩）　澤瀉（三兩）

官桂（一兩半去麤皮）　杜仲（二兩細切炒去絲）　山茱萸（三兩生用）

右件八味除磁石外擣羅細末後入磁石末同研勻煉蜜和丸如梧桐子大每服五十丸溫酒送下或鹽湯送下亦得空心食前日進一服服兩

月覺功一百日見効

草靈丹 補腎益眞滋榮養衛塡實骨髓堅固牙齒聰耳明目延年不老悅顏色黑髭鬢

生地黃三十二兩細切用無灰酒一斗夜浸晝曬七日酒盡焙乾

鹿茸二兩酥炙黃焙乾爲末　肉蓯蓉二兩酒浸七日研爲泥焙乾

牛膝一兩酒浸七日焙乾　桂心一兩　蛇床子一兩

菟絲子一兩酒浸七日別爲末焙乾　遠志一兩去心

大棗一百个煮熟去皮核焙乾

右爲細末元方煉蜜和丸今改作酒麪糊爲丸如梧桐子大每服三十丸溫酒下

煨腎散　治腎經積水不散流於經絡腿膝攣急腫悶往來疼痛服之

甘遂生半兩　木香一兩

右件擣羅爲細末每服用藥二錢以豘豬腰子一隻薄批開去筋膜摻藥在内淹匀用荷葉裹定外用濕紙五重以麻縷纏定更用水蘸過乾濕得所於文武火内煨熟紙乾爲度臨臥細嚼少用温酒送下當下黄水是其効也

鍵步丸　治乾濕脚氣腿膝麻痺冷痛足下隱痛行步艱難下注生瘡並宜服之

石南葉 天南星炮裂 羌活去蘆頭
天麻去苗 薏苡人 防風去蘆頭
續斷 萆薢 黄耆去蘆頭
當歸去蘆頭洗焙已上十味各一兩 石斛去苗
牛膝切碎酒浸二宿焙已上二味各二兩 檳榔一兩半
乾木瓜四兩 威靈仙一兩 自然銅一兩燒紅醋淬碎用

右件爲細末酒煮麵糊爲丸如梧桐子大每服五十丸温酒下或木瓜湯下食前服

通津丸 治一切腫滿風濕脚氣變成腫氣宣導小水愛飲水者常服妙日日見效

赤茯苓　木通　大腹子

木香　破故紙炒　華澄茄

苦葶藶隔紙炒已上各半兩　白牽牛五兩微炒取頭末二兩半

右件爲細末，水麵糊爲丸，如梧桐子大，每服五六十丸，漸加至七八十丸，陳皮燈心湯下，食後或食遠亦得。

乳香沒藥丸　治遠年日近風寒濕氣攻注脚膝，或腫或痛，筋攣不能屈伸，脚不能踏地，及一切疼痛往來不已，並宜服之。

乳香研　沒藥研　骨碎補去毛

威靈仙去土　縮砂仁　白附子

甜瓜子　牛膝酒浸一宿　當歸去蘆頭

乾木瓜　地龍去土　木鱉子各一兩

白牽牛三兩微炒

右件一十三味同為細末酒麵糊為丸如梧桐子大每服二十丸溫木瓜湯下溫酒亦可不拘時候服

木瓜煎丸　治脚氣腫滿不仁或時作痛

甜瓜子炒一兩　天麻一兩　薏苡仁一兩

乳香半兩別研　白龍半兩去沙

右件爲細末與乳香拌匀用大木瓜一枚酒一升同熬膏子搜和爲丸如無新木瓜以乾木瓜二兩爲細末熬膏子亦可丸如梧桐子大每服五十丸煎紫蘇葉湯下或温酒亦可空心或食前

百倍丸　治男子婦人腰膝疼痛筋脉拘攣行步艱難

敗龜　虎骨二味各醋浸一宿蘸醋炙令黄爲度

肉蓯蓉酒浸一宿　牛膝酒浸一宿去苗　木鱉子去殼

乳香別研　沒藥別研　骨碎補去毛

自然銅醋淬七次　破故紙炒已上十味並各等分

右件爲末以浸蓯蓉牛膝酒煮麵糊爲丸如梧桐子大每服三十丸溫酒下

增損四斤丸　治風寒濕冷搏經絡或痛或不仁及諸脚氣並宜服之

牛膝　天麻　木瓜各半斤

全蠍四兩已上四味別剉用好酒二升浸三日漉出焙乾　乳香四兩別研

右件藥擣羅爲細末研勻用浸藥酒煮麵糊爲丸如梧桐子大每服三十丸至五十丸溫酒下食前服

寧志膏　寧神定志安眠止痛

朱砂半兩別研　乳香半兩別研　人參一兩

酸棗人一兩微炒

右件人參酸棗仁同爲細末入乳香朱砂令勻煉蜜爲丸如櫻桃大每服三丸溫人參湯化下荊芥湯化下亦可

續斷丸　活血通關節行經絡引滯氣散寒濕治筋攣骨痛

續斷二兩　萆薢剉碎二兩　牛膝酒浸一伏時焙乾二兩

乾木瓜二兩　杜仲去皮剉碎炒令絲盡二兩

右五味同爲細末煉蜜和丸如彈子大每服一丸

細嚼溫酒下食前

酸棗人煎　興定五年正月二十六日權直長張古當面調和得藥獨難濾本方川酒半斤又添訖半斤已后如合藥后升酒作一升　治不得睡

酸棗人五兩炒擣篩只取末二兩半　乳香二兩研　蜜四兩

牛黃一分別研　糯米二合炒　丹砂半兩研

右六味用酒半升和蜜等一處慢火煎如稀餳每服一匙頭溫酒調下腹空時服

救生丹　治男子婦人小腸元氣上攻心腹痛并男囊偏腫痛消積聚補丹田

荆三稜三兩　廣茂二兩　乾漆二兩半拌煙盡

朱砂二兩　川茴香一兩　破故紙一兩炒

葫蘆巴半兩炒　川苦楝半兩　芭戟半兩

紅豆半兩　縮砂仁半兩　海蛤

當歸　半夏湯洗七次　硇砂

沒藥　馬藺花炒　芫花醋炒黃色巳上各半兩

水蛭一錢炒煙盡　紅花一錢　附子一兩半炮製去皮臍

紅娘子二錢粳米同炒粳米黃色去粳米不用　蛤蚧一个酥炙

右為細末醋麵糊和丸如梧桐子大每服三五丸

空心食前溫酒送下

凌陽子木香丸　滋陰養正補腎秘真堅骨髓調榮

衛悅顏色黑髭鬢補益之法不可具陳

山茱萸一兩去核不　蓮花蘂一兩　破故紙五兩

白茯苓二兩　木香二兩　胡桃仁半斤湯去油爛研

兎絲子五兩酒浸三宿焙乾

右件擣羅爲細末煉蜜和丸如梧桐子大每服七十九溫酒送下空心每日一服

養壽丹　補五臟散麻痛注容顏黑髭鬢壯筋骨久服不老

遠志去心　菖蒲　巴戟去心

白朮　茯苓　地骨皮

續斷　枸杞子　甘菊花

細辛　熟地黄　車前子

何首烏　牛膝　蓯蓉

菟絲子三味酒浸　覆盆子各半兩

右一十七味爲細末煉蜜和就復臼千杵丸如梧桐子大每服二十丸空心溫酒下

牛膝丸　治風氣下疰脚膝無力筋骨酸疼或上攻頭面腫痛遍身疼倦壯熱並皆治之

蓯蓉酒浸　牛膝酒浸　防風去蘆頭

萆薢切碎炒　海桐皮去粗皮　自然銅醋淬七次

威靈仙（去土）　金毛狗脊（去毛）　川烏頭（已上各一兩生去皮臍）

沒藥（半兩另研）　乳香（半兩另研）

地龍（去土二兩）　骨碎補（去毛四兩）　木鱉子（去殼另研四兩）

右一十四味擣羅為細末酒麪糊為丸如梧桐子大每服五十丸溫酒送下食前

八物腎氣湯　平補腎氣堅固牙齒活血駐顏益壽

熟地黃（八兩）　山藥（四兩）　山茱萸（四兩）

桂（二兩）　澤瀉（三兩）　牡丹皮（三兩）

白茯苓（三兩）　五味子（二兩）

右為細末煉蜜為丸如梧桐子大每服五十丸溫

酒下空心食前日二服

三才丸　滋陰養血潤補不燥

天門冬去心　熟乾地黄　人參去蘆頭已上各等分

右件藥同爲細末蜜麵糊爲丸如梧桐子大每服七十丸空心溫酒送下或米飲亦可服之

保神丸　調和心腎補養精神

白茯苓二兩　黄連二兩　菖蒲一兩

遠志一兩　朱砂半兩爲衣

右爲細末水浸蒸餅和丸如梧桐子大每服五十丸煎人參湯下臨臥漸加至八十丸

燒肝散 治五勞七傷三十六風二十四冷臍腹寒痛四肢少力困倦黃瘦久患諸藥不能治者並皆救之

黑附子一兩	縮砂人	川芎
靑皮	陳皮	肉桂
益智	肉豆蔻	紅豆
山茵蔯	柴胡去蘆	芍藥
桔梗	白术	蒼术去皮炒
遠志去心	乾薑	白芷
良薑	細辛	蓬莪茂

蕪荑　華撥　大椒已上各半兩

右二十四味爲細末每服五錢猪羊肝四兩批開葱白二枚細切摻藥葱重重盡紙裹三五重文武火燒香熟空心食前喫白麵燒餅二箇壓米飲送次更喫好酒三兩盞頻頻喫此藥多驗

預知子丸　治心氣不足志意不定神情恍惚語言錯忘忪悸煩鬱愁憂慘戚喜驚多恐健忘少睡夜多異夢寤卽驚魔或發狂眩暴不知人並宜服

預知子去皮　人參去蘆　白茯苓去皮

遠志　石菖蒲　山藥

枸杞子　黃精　柏子仁

地骨皮去土　茯神去木　朱砂

右件一十二味擣羅爲細末煉蜜丸如龍眼核大更以朱砂爲衣每服一丸細嚼人參湯下不拘時候服

橘皮煎丸　治久虛積冷心腹疼痛嘔吐痰水飲食減少脇肋脹滿臍腹弦急大腸虛滑小便利數肌膚瘦瘁面色萎黃肢體怠墮腰膝緩弱及治痃癖積聚上氣咳嗽久瘧久痢腸風痔瘻婦人血海虛冷赤白帶下久無子息並宜服之

陳橘皮去穰一十五兩　石斛　巴戟去心

牛膝　肉蓯蓉　兔絲子

鹿茸　杜仲　陽起石

肉桂　厚朴　乾薑炮裂

京三稜　甘草一兩　萆薢

末並修事各秤三兩

右爲末熬膏用酒五升於銀石器內將橘皮末於酒內煎如餳傾在諸藥末內一處攪和搜勻更入臼內擣五百杵丸如梧桐子大每服二十丸至三十丸空心溫酒下鹽湯亦得

走馬茴香丸　治丈夫積年傷憊久冷及治痃氣

黑附子去皮臍　桂　葫蘆巴

馬藺花炒　青橘皮去白　舶上茴香

川楝子炒　乾薑炮　巴戟去心

破故紙各半兩

右爲細末酒糊和丸如菉豆大每日空心鹽湯下二十丸

柏子人丸　補益元氣充實肌膚

山茱萸四兩　柏子人　遠志

覆盆子一兩　山藥一兩

右爲細末用山藥末添麵酒煮成糊丸如梧桐子
大每服三十九溫酒下空腹食前日二服其效
如神

大建中湯 療內虛絕裏急少氣手足厥逆少腹攣
急腹滿弦急不能食起卽微汗出陰縮或腹中寒
痛不堪勞苦脣口舌乾精自出或手足作寒作熱
而煩苦酸疼不能久立多夢寤補中益氣

黃耆二錢 人參一錢 當歸一錢
桂心三錢 半夏二錢半 芍藥一錢
生薑八錢 甘草一錢炙 黑附子半錢

棗一个

右㕮咀都用水五盞煎至二盞去滓分三服

樂令黃耆湯　治虛勞少氣胸心痰冷時時驚惕心中悸動手脚逆冷體常自汗補諸不足五臟六腑虛損腸鳴風濕榮衛不調百病又治風裏急

黃耆　人參去蘆　陳皮去白

當歸　桂心　細辛去葉

前胡　芍藥　甘草炙

茯苓去皮　麥門冬去心各一錢　生薑二錢半

半夏湯浸七次一錢一字　大棗一个

右㕮咀都用水四盞煎至二盞半去滓分二服

封髓丹 降心火益腎水

黃蘗三兩 縮砂人一兩半 甘草

右件擣羅為細末水煮麪糊稀和丸如桐子大每服五十丸用蓯蓉半兩切作片子酒一大盞浸一宿次日煎三四沸濾去滓送下空心食前服

仙茅丸 治男子真氣不足常服強筋骨益精神明目黑髭鬢神驗不可具述

仙茅二斤糯米泔浸五日浸去赤水用銅刀去皮銅刀剉取一片夏月止浸三日風乾不見日 蒼朮二斤泔浸五日或三日去皮焙乾秤取一斤

馬藺花　舶上茴香半斤　椒紅三斤醋炒取紅一斤

熟乾地黃一斤焙乾秤半斤　柏子人半斤

右件爲細末醋煮糊爲丸如桐子大酒丸亦得每服三十丸至四十丸或五十丸空心食前溫酒下一日二服漸加至七八十丸

覆盆子丸　壯筋骨益子精明目黑髭髮

覆盆子去蔕一兩　遠志去心一兩

杜仲去皮炒去絲一兩　柏子人炒香另搗之

枸杞子焙乾秤二兩　地膚子微焙香一兩

破故紙鹽焙二兩　山茱萸取肉二兩

山藥另取末二兩　胡桃人去皮秤二兩另研

右件一十味爲細末將山藥末同白麵酒調爲糊丸如梧桐子大每服四五十丸空心溫酒下

助神丸　治陰器不能運用滋陰助陽益血氣黑髭鬢潤澤皮膚榮養肌肉明目壯筋骨益精補髓其效不可細述

何首烏用千里水淘粱米泔浸軟用竹刀去皮曝乾雌雄各半同秤三十兩赤者爲雄白者爲雌

生地黃投於水中揀沉底者於柳木甑中鋪勻在釜中用千里水木甑安於釜上桑柴火蒸蒸得氣通透日中曝乾川生地黃自然汁酒勻再曝乾如此蒸曝九返曝乾秤一十兩

當歸淨洗去蘆頭焙乾七兩　穿心巴戟七兩酒浸焙乾
五味子去枝炒焙乾七兩
右件五味同於木杵臼擣羅為細末用地黃自然
汁銀石器熬成膏為丸如桐子大用磁器中貯
放每服七十丸空心食前各進一服用溫酒與
地黃煎各半相和送下畏蕪荑忌豬羊血至如
悞食亦無及惡只是解當日藥力不為效如小
便渾濁加澤瀉七兩　如大便秘澀加柏子人
七兩　如氣不順加木香七兩大和元年九月二十三日條書
用此木香一味

菖蒲丸　建陽道壯筋力快氣入小腸

商枳殼一分麩炒　甘草半兩剉如豆許大巴豆三十个一處炒令巴豆黑色不用巴豆　全蠍一分葱筒內炙令焦色　木香半兩

山茱萸一兩去核　木賊一分去節　菖蒲一兩

黑牽牛一兩生

右同爲細末用茴香半兩酒熬三二十沸去滓取酒作麵糊和丸如梧桐子大每服三五十丸食前溫酒下

通絡丸　益血明目通經絡壯筋骨

生乾地黃一兩　覆盆子二兩　蓯蓉二兩酒浸焙乾

巴戟一兩酒浸焙乾　川芎二兩　白芍藥一兩

當歸去蘆一兩　枳殼麩焙去瓤二兩　木香二兩

川楝子半兩　地膚子二兩　楮實子一兩

山茱萸三兩　遠志去心一兩　茯神去皮一兩

五味子一兩

右爲細末酒麵糊爲丸如梧桐子大每服五十丸溫酒送下空心米飲送下晚食前亦得

加減仙茅丸　常服強筋骨益精神明目黑髭鬢神驗不可具述

仙茅二斤米泔浸五日浸去赤水用銅刀子去皮用同刀剉碎夏月止浸三日陰乾不見

一日乾秤一斤 蒼朮二斤米泔浸五日或二日亦得去皮焙乾秤一斤

白茯苓去皮秤八兩 車前子一十二兩 茴香炒香八兩

枸杞子一斤 生乾地黃焙乾秤四兩

熟乾地黃焙乾秤四兩 柏子人微炒黃搗八兩

右件爲細末，酒煮麵糊爲丸，如梧桐子大，每服五六十丸，空心食前溫酒下，日二服，漸加至七八十丸。

酸棗飲 治虛煩不得眠，助下氣，氣衝心。

酸棗人二錢半炒秤 人參一錢去蘆頭 白朮一錢

陳皮一錢去白焙乾秤 五味子一錢一字 桂心半錢秤

茯神去皮一錢

右㕮咀每服稱五錢水一盞半入生薑七片去滓溫服不計時候

五加皮丸　治風寒濕氣合而成痺遍身疼痛難以轉側筋脉拘攣不能屈伸及頭目旋運心腹脹悶小便赤澁大便秘滿

五加皮　芍藥　當歸

大腹子連皮　芎　牛膝

陳皮　石南葉　薏苡人

赤小豆　麻黃去節　杏人各半兩

木瓜　獨活　杜仲炒

萆薢各一兩　牽牛頭末二兩

右件爲細末酒浸飯餅爲丸豆大每服三四十丸木瓜湯下不以時候

禹餘糧丸　治本氣不實陰陽不調積月累年漸至虛怯宜滋補本氣當服禹餘糧丸

禹餘糧七次醋淬　人參　肉桂去皮

石斛去苗　肉蓯蓉酒浸三日焙乾

紫石英　龍骨　桑寄生

川烏頭炮去皮臍　杜仲剉炒　遠志去心

五味子焙　澤瀉　當歸

乾薑炮已上各二兩　川椒去子　牡蠣燒

甘草炙已上各一兩

右爲細末煉蜜和爲丸如梧桐子大每服三十丸至二十丸米飲下食前日進二服量疾勢大小加減丸數服之

延齡丹　脾腎不足真氣傷憊肢節困倦舉動乏力怠墮嗜臥面無潤澤不思飲食氣不宣暢少腹裏急臍下疠痛及奔豚育腸氣攻衝臍腹發歇無時常服補五臟養真陽和血脈壯筋骨

牛膝酒浸二宿　蓯蓉酒浸二宿　金鈴子去皮
補骨脂炒　川茴香炒已上各七錢半　鹿茸去毛
益智仁　檀香　晚蠶蛾炒
沒藥研　丁香　青鹽
川山甲已上各半兩炙　沉香　香附子炒
蒲黄　薯蕷　木香
巴戟去心　甘草炙已上各一兩　乳香研
白术　青皮　蒼术三兩
右件藥二十四味搗羅爲細末酒煮麪糊和九如
梧桐子大每服四十九空心溫酒下或煎茴香

湯下

養真丹 治陰衰消小瘻弱不舉

補骨脂炒 益智人 晚蠶蛾微炒

沒藥研 丁香 青鹽研

川山甲炙各半兩 茴香 白术

乳香研 南青皮已上各三錢 沉香剉

香附子炒 薑黃 薯蕷

木香 甘草炙 巴戟去心已上各一兩

川楝子去皮及子麩炒黃色一錢 牛膝酒浸一宿七錢

茯苓酒浸一宿七錢 檀香七錢 蒼术三兩酒浸三宿

蛤蚧一對　縮砂仁半兩

右件藥二十五味擣羅為細末酒浸麪糊為丸如梧桐子大每服四十丸空心及食前溫酒送下日二服

巴戟丸　治男子陽道衰弱令人多子長命身輕矣

巴戟酒浸去心　益智　杜仲

兔絲子酒浸　茯苓　遠志

蛇床子　乾山藥　牛膝酒浸去苗

續斷已上各一兩　山茱萸　五味子已上各一兩二錢

肉蓯蓉酒浸七日二兩

右件為細末煉蜜為丸如梧桐子大每服二十丸或三十丸空心溫酒下服五日筋骨輕健百日面如童子手心如噀血明白肌體眼目清爽若要秘精加柏子人三錢精虛加五味子一兩半陽道不興加續斷一兩半

蓯蓉丸 壯元氣養精神

蓯蓉酒浸焙乾二兩　楮實子　枸杞子

地膚子　金毛狗脊去毛　五味子

覆盆子　兔絲子　乾山藥

補骨脂微炒　遠志去心　石菖蒲

萆薢　杜仲去麤皮剉炒　熟乾地黃

石斛去根　白茯苓去皮　牛膝酒浸焙

澤瀉　柏子仁微炒別研已上各一兩

山茱萸酒浸取肉一兩

右件為細末酒麵糊為丸如梧桐子大每服六七十丸食前溫酒下日可一二服

紫芝丹　降心火益腎水秘真氣建陽事

紫芝半兩　朱砂二兩　白石英二兩

石決明一兩　黃連半兩　黃芩半兩

茯苓半兩　白礬　瓜瓣半兩

右件藥擣羅細末煉蜜和丸如梧桐子大每服十
丸溫酒下食前服

永水丹　補陰氣益子精常服百日效

蒼朮米泔浸一宿一十六兩　熟乾地黃四兩
天門冬去心八兩　白茯苓四兩　何首烏
地骨皮四兩

右爲細末煉蜜和丸如梧桐子大每服五十丸空
心溫粥飲湯送下漸加至八十丸

固陽丹　養氣守神固精壯陽大補益真氣服之有
非常之效

黑附子炮三兩　川烏頭炮二兩　白龍骨一兩

補骨脂一兩七錢　川楝子一兩七錢　舶上茴香一兩七錢

右件六味各修製畢碾羅爲細末酒打麵糊爲丸如梧桐子大每服五十丸空心食前溫酒下晚食前亦得

秘元丹　助陽消陰正氣溫中治內虛裏寒冷氣攻心腹脇肋脹滿膀腹刺痛嘔逆泄瀉自汗時出小便不禁陽氣衰微手足厥久虛下冷真氣不足一切虛冷並宜服之

白龍骨三兩　訶子十个炮去核　縮砂一兩去皮

靈砂二兩

右四味爲細末煮糯米粥丸如麻子大每服空心酒送下兩丸臨臥冷水下三丸忌葱茶葵菜等物

沉麝鹿茸丸 大補益脾胃強壯筋骨辟除一切惡氣令人內實五臟外充肌膚補益陽氣和暢榮衛

沉香一兩 麝香一兩別研 鹿茸一兩

右件藥三味同研拌令勻水煮白麪糊和丸如梧桐子大每服三十丸或五十丸煖酒送下空心服

益壽地仙丸　補五臟塡骨髓續絶傷黑鬢髮利血駐顔輕身健體延年益壽補益丹田清頭目聰耳聽

甘菊花一兩　枸杞二兩　巴戟天去心二兩

肉蓯蓉

右四味爲細末煉蜜和丸如梧桐子大每服三十丸空心鹽湯下溫酒亦得

人參遠志丸　治心氣不安驚悸恍惚神思不寧

人參去蘆　遠志去心半錢　黃耆半兩

酸棗人半兩　桂二錢半　桔梗炒黃二錢半

丹砂二錢半　天門冬七錢半　菖蒲七錢

白茯苓去皮七錢半

右為細末蜜為丸如豆大每服二十丸米飲下加

至三十丸下不拘時候

人參補虛湯　治虛勞少氣不足四肢困弱嗜臥少

力心中悸動夜多盜汗常服補諸虛不足健中進

食

黃耆　人參　陳皮去白

當歸炙　桂去皮　細辛去葉上

前胡　白芍藥去皮　甘草炙

白茯苓去皮　麥門冬去心　半夏炮
熟乾地黃已上各兩
右一十二味爲細末每服三錢水一大盞入生薑
五片棗兩箇煎至七分稍熱服食前
神功七寶丹　補益眞元固精實髓通暢百脈悅澤
顏色久服延年益壽强力壯神
膃肭臍三兩　黑附子炒三兩　陽起石火燒炮赤研二兩
鍾乳粉二兩　鹿茸去毛塗酥炙三兩　龍骨二兩
沉香一兩　麝香半兩
右件八味同擣研羅爲細末再入麝香研勻酒煮

麵糊爲丸如梧桐子大每服五十丸空心溫酒送下

參耆散　主虛寒自汗調榮衛補不足

人參　黄耆　當歸

芍藥　白朮　五加皮

官桂　甘草　前胡

秦艽已上各等分

右爲細末每服五錢水一盞入生薑五片棗二枚去核同煎至七分去滓溫服不拘時候

太一守中丹　治陰氣不足虛熱內生陰痿不振

熟乾地黄　天門冬去心　遠志去心

白茯苓去皮　萆薢　實子

木香已上各一兩　人參　地骨皮

牛膝焙　地膚子炒香已上各二兩

右一十一味同爲細末煉蜜和丸如梧桐子大每服五十丸温酒送下空心食前服或用温水下亦得加至八十丸

青娥丸　秘精黑髭鬢治風長年

破故紙六兩用芝麻同炒變色去芝麻取末五兩　杜仲剉五兩

胡桃二十五斤去皮湯煮去膜

右三味同再擣爲細末復雜令匀煉蜜和爲丸劑再杵一千餘下丸如梧桐子大每服三十丸至五十丸空心温酒下鹽湯亦得

沉香鱉甲散 婦人門 治室女榮衛不調經候凝滯或時頭目昏悶上膈積涎四肢不利五心煩熱飲食進退多困少力

沉香七錢半 鱉甲一兩半九肋大者一枚 木香一兩

甘草七錢半 常山一兩 當歸一兩

柴胡一兩 人參一兩 白茯苓一兩

麥門冬一兩 青橘皮一兩去白 陳柏皮一兩去白

生地黃一兩　半夏　檳榔七錢半

右件擣羅爲細末每服二錢水一盞入生薑三片
煎至七分去滓溫服空心日中臨臥各一服

天眞丸　治先曾損血及脫血肌瘦絕不入食行步
不得手足痿痿血氣枯槁形神不足如滑腸絕不
入食守死無法可治者如咽喉窄下食不得只能
五七粒漸漸服之粒數多便可養起久服令人面
色紅潤無血者便生血并津液大便燥者服之自
潤實中有虛虛中有實皆可治之

羊肉七斤精者爲妙先去筋膜并去脂皮批開入藥末　肉蓯蓉十兩

當歸一十二兩洗淨去蘆　濕山藥去皮一十兩

天門冬焙軟去心切一斤

右將前件四味置之在肉內裹定用麻縷纏定用上色糯酒四瓶煮令酒盡摻在藥內再入水二升又煮直候肉如泥再入黃耆末五兩人參末三兩白术末二兩熟糯米飲焙乾爲末一十兩前後藥末同劑爲丸如梧桐子大一日約服三百粒初服百粒旋加至前數服之定覺有精神美飲食手足添力血脈便行輕健如久瘖不言者服之半月語言有聲或云血下喘咳嗽行步

不得服之必效恐藥難丸即入宿飯餅五七枚焙乾爲末同搜和入臼中擣千百下丸之用溫糯酒送下空心食前服

巨勝丸一名補漏丸　治男子筋痿少腹不利小便頻數腰背疼悶不能久立則腿膝麻冷難以屈伸心意多忘耳內蟬鳴久服不闕滋血氣壯元陽髭鬢返黑令人不老添精補髓益壽延年功效不可具述或婦人服之亦可

巨勝子　甘菊花去蕚　旋覆花去蕚

吳白芷切　白茯苓去黑皮　肉桂去粗皮

蓽澄茄去枝　牛膝去蘆頭切酒浸　覆盆子去枝

熟乾地黃焙　遠志去苗心各一兩　旱蓮子去莖葉七錢半

右件一十二味各修事畢除野芝麻外共爲細末再與野芝麻同碾羅勻細酒煮麵糊爲丸如梧桐子大每服四五十丸空心食前溫酒下日進一兩服久服忌羊血生葱蘿蔔等

補虛黃耆湯　治諸虛不足少腹急痛脇肋䐜脹臍下虛滿胸中煩悸面色萎黃脣口乾燥少力身重胸滿短氣腰背強痛骨肉痠疼行動喘乏不能飲食或因勞傷過度或因病後不復並宜服之

人參三兩去蘆　當歸三兩去蘆　白术三兩

黃耆三兩　桂三兩去粗皮　甘草三兩炙

白芍藥六兩

右爲麤末每服三錢水一盞生薑三片棗一枚同煎至七分去滓溫服食前日進三服

烏銀丸　治白髮之木并一切諸風

吳白芷　甘菊花　旋覆花

桂心　巨勝子　白茯苓

蓽澄茄　牛膝去梢　覆盆子已上各半兩

蓮子草二兩

右件爲細末好酒煮麵糊爲丸如梧桐子大每日空心每服三十丸温酒下更喫一二盞動藥力

三才丸 滋陰養血潤補不燥養氣和血養神

天門冬三兩去心 生地黄三兩

右川柳甑箅以酒灑之九蒸九曝乾

人參去蘆二兩

右同爲末以棗肉爲丸如梧桐子大每服三十丸食前温酒送下日進三服歲久爲驗

五味子丸 治肝腎俱虛收斂精氣補陰養陽充悅肌膚進美飲食

茯苓　蛇床子炒　兔絲子

遠志去心　五味子各四兩

右爲細末酒麵糊爲丸如梧桐子大每服四十九

空心溫酒下

秘眞丸　治腎水眞陰本虛心火狂陽過甚心有所欲速於感動應之於腎疾於施泄故服此藥秘固眞元降心火益腎水

蓮花蘂一兩　白伏苓去皮　縮砂人半兩

益智人一兩　黃蘗二兩　甘草炙二兩

半夏　木豬苓去皮二錢半

右爲細末水浸蒸餅爲丸如梧桐子大每服四五十丸空心溫酒下食前

太和膏 治諸虛不足氣血虛衰精神減少肢體瘦悴行步艱難久而服益精髓壯元陽

當歸酒洗三兩 川芎二兩 肉蓯蓉

舶上茴香六兩 川苦楝 破故紙

白茯苓 枸杞子 葫蘆巴

遠志去心 白朮已上各三兩 黃蠟一兩半

葱白二十莖 胡桃五十斤各分作眼子

右用麂角三十斤東流河水三十擔同竈鐵鍋二

隻靠鹿頂截角用赤石脂鹽泥於截動處塗固之勿令透氣於甑內蒸一炊時用馬藺刷就熱湯刷去角上血刺塵垢訖可長二四寸截斷鹿角外將前件藥一十四味拌和停勻先鋪一層角於鍋內角上鋪一層藥如此勻作三層鋪之將河水添在藥鍋內其水於角上常令高三寸用無煙木炭慢慢煎熬常令小沸勿令大滾外一鍋內專以將河水煎湯下勿令大滾如藥鍋內水稍下却於熱湯內取添止令三寸卻取河水添在熱湯內續續倒添至二十四時住火候

冷將鹿角撈出用生絹在取汁其藥滓不用外將藥汁如前法再熬更不用客水如膏成滴水中凝結不散方始成膏每服秤三錢暖酒化服空心每服一服改作每服三錢酒一大盞慢火化開空心服之

艸効丸

治男子腎氣衰弱陰痿陽事不舉

原蠶蛾取味連者不以多少去頭足毛羽一兩

右為細末煉蜜為丸如梧桐子大每服七丸至十丸臨臥溫菖蒲酒送下

木香燈草丸

治陰形中痛小便澁滯或濃溺不通

木香　紅花　燈草已上各三兩

右件爲細末糯米粉酒打糊丸如梧桐子大每服七十丸溫酒送下食前日進三服

二靈丹 補暖臟腑祛逐風冷利腰膝强筋骨黑髭髮駐容顏性溫無毒久服輕身延年不老

何首烏（雌雄各半揀刮擣者俱不犯鐵用第一淘米泔浸一伏時日漉出於銀器內先排棗一重各擘開上鋪何首烏一重又用棗一重復再鋪何首烏一重令盡次日清河水於藥上有水約五指以來用慢火煮候棗極爛并何首烏稍軟取出不用棗只揀何首烏入在諸令水中浸少時用竹刀子刮去黑皮及兩面浮沫令淨竹刀切作薄片子慢火焙乾取淨一斤）

牛膝（揀去蘆頭并細梢只取中間縱者折作寸寸以來用好酒浸二宿取出焙乾淨半斤）

右件一處拌和用不杵臼內擣羅爲細末煉蜜和

丸如梧桐子大每日空心溫酒或米飲送下六十丸服至半月加至七八十丸又服至一月加至一百丸服之百日前疾皆去

何首烏丸 補養五臟六腑強筋壯腎黑髭髮堅固牙齒久服延年益壽駐顏色

何首烏 雌雄各半刮摘者俱不犯鐵用第一淘米泔浸一伏時次日漉出於銀器內先排棗一重各擘開上鋪何首烏一重再上排棗一重復再鋪何首烏一重令盡為度入清河水於藥上有水約五指以來用慢火煮候棗極爛并何首烏稍軟取出不用棗只揀何首烏入清水中浸少時用竹刀刮去黑皮極一兩面浮沫令淨竹刀切作薄片子慢火焙乾取淨一斤

右件用石杵臼內搗羅為細末煉蜜和丸如梧桐

子大每日空心溫酒或米飲送下六十九服至半月加至七八十九又服一月加至一伯丸服之百日前疾皆去

二神丸　治脾腎虛弱全不進食臟腑泄瀉米穀完出有人全不進食服補脾藥皆不驗授此方服之頓然能食此病不可全作脾虛蓋腎氣怯弱眞元衰劣自是不能消化飲食譬如鼎釜之中置諸米穀下無火力雖終日米不熟其何能化嘗記黃魯直服菟絲子酒浸爲末空心日抄數匙以酒調下十日外飲啖如湯沃雪亦知此理也出本事方

破故紙四兩炒　肉豆蔻一兩生

右為細末用大肥棗四十九箇生薑四兩細切同煮棗爛去薑取棗剝去皮核用肉研為膏入藥和杵丸如梧桐子大每服三十丸鹽湯下

通經湯　治陰陽升降失常暴感寒邪真氣不足手足厥冷囊縮或少腹急痛並皆治之

蛇床子三兩　左顧牡蠣三兩為末

浮萍草三兩　草香附子三兩為末

磁石二兩引針試有力者杵如豆大用絹袋盛煎十遍勿用

用向陽仰泉水一㪷同上件藥煎至七升濾粗貯

於瓶中臨臥陰器貯於瓶口中提地尸三七遍薰浸少時傾於盆子中通手淋射少時

玉鎖丹　治精氣虚滑或遺而洩或夢而脫不能得禁兼濇精養氣壯陽

龍骨　蓮花蘂　雞頭實

烏梅肉已上各等分

右為細末鎽山藥熟去皮研如膏和丸如小豆大每日空心進二十丸米飲湯下

固真丹　養真氣補不足治下元衰憊精神減少常服令人益精髓

南乳香半兩　代赭石丁頭者　揀丁香

廣木香　沒藥　桂府滑石

舶上茴香　沉香　木通

甘草　朱砂爲衣已上十味各一兩

蓮子心三分

右爲細末醋浸宿飪餅丸如鷄頭大選辰火日合比午時前惡畢合時忌鷄犬婦人陰乾盛在竹筒子內再選隻火日服一丸假令初日初服一丸初二日服二丸一日遇丙丁火日之類是也

未央丸　治氣血虛弱肢體沉重情思少樂飲食減

少及腎氣衰憊腰腿沉重

巨勝子九蒸九暴　巴戟去心　川椒去目

枸杞　甘菊花　菖蒲

人參去蘆頭已上各一兩

右用金襴袈裟一具東流水洗千遍荷葉裹用文武火燒稍乾好酒煮爛入藥末爲丸如梧桐子大每服六七十丸至百丸空心溫酒或米飲下日進二服藥一兩用膏末子一兩

玉蘂丹　治小腸氣疼痛不可忍欲絕

青木香七錢半　茴香半兩　蠍稍半兩

黑附子炮裂去皮臍一兩 白礬生二錢半 陽起石半兩

硫黃細研五錢 硇砂湯化去土水飛令至淨半兩

右同再研極細酒麪糊爲丸如梧桐子大於疾發時用新綿秤二錢半燒灰與藥十五丸同研熱酒調下甚者加至二十丸即時氣定不上攻須臾即愈久有此疾者日服十九半月小便中當有如桃膠即根本除矣其效不可具錄

接眞湯 治陰病手足厥冷臍腹疼痛眞氣不足衰憊欲絶者

沉香二錢 丁香二錢 附子炮裂去皮臍秤四錢

麝香一錢

右為麤末水二盞生薑七片棗二枚去核煎至一盞濾去滓溫服只作一服

天雄丸　治眞氣不足陽氣衰憊失精腰痛臍腹痃急及陽事不興男子本氣脫者並宜服

蛤蚧一對　朱砂二錢　沉香三錢

丁香三錢　陽起石三錢　鍾乳粉半錢

木香二錢半　紫稍花半兩　晚蠶蛾一兩半

牡蠣粉二錢半　天雄一個　桂二錢半

石燕子一對炭火燒淬醋七次　鹿茸半兩酥炙

白米二錢半　蓯蓉半兩酒浸三日焙乾

兎絲子三錢酒浸焙乾　龍骨二錢半　海馬一對

乳香三錢

右件藥二十味杵為細末煉蜜和丸如彈子大每服一丸空心細嚼好酒煎木通入麝香少許送不得過三服

胡桃丸　益精補髓強筋壯骨延年益壽悅心明目滋潤肌膚壯年高人臟腑不燥結久服百病皆除

破故紙　杜仲　萆薢

胡桃仁四兩

右將破故紙杜仲萆薢三味擣羅爲細末次入胡桃膏子一處秤和令勻再擣千餘下丸如桐子大每服三十丸至五十丸空心溫酒下鹽湯亦可

延壽丹　治腎經不足補精髓益氣壯元陽久服輕身耐老

松脂三十兩依法煮煉白者　茯苓　甘菊花一十兩

柏子仁十兩各取末

右四味爲末煉蜜和丸如梧桐子大每服二十丸空心溫酒送下或鹽湯亦可一日三服應是諸

疾服之皆愈

何首烏丸　補養五臟六腑强筋壯骨黑髭髪堅固牙齒久服延年益壽駐顔色

何首烏去皮[illegible]

右不犯銅鐵器爲細末用棗肉和丸如豌豆大毎服七八十丸空心溫酒送下或米飲亦可忌豬肉血無鱗魚觸藥無力

腎氣丸　治腎氣虛乏下元冷憊夜多漩溺脚膝緩弱肢體倦怠面色黧黑可思飲食又治脚氣上入少腹不仁及虛損不足渴飲冷水腰重疼痛少腹

拘急小便不利或男子消渴小便反多者並宜服之

熟乾地黄八兩　山藥四兩　白茯苓三兩

山茱萸三兩　澤瀉四兩　牡丹皮三兩

五味子六兩　桂心三兩

右爲細末煉蜜和丸如梧桐子大每服五十丸空心溫酒送

御藥院方卷第六

癸巳新刊御藥院方卷第七

較勘無差

治積熱門

紫雪 療脚氣毒遍內外煩熱不解口中生瘡狂蕩叫走瘴疫毒厲卒死温瘧五尸五注心腹諸疾疞刺切痛及解諸熱藥毒發邪熱卒黄等并解蠱毒鬼魅野道熱毒又治小兒驚癇百病

黄金一伯兩 寒水石 石膏

磁石 滑石各三斤並擣碎已上用水一石煮至四斗去滓入下項

玄參一斤洗焙擣碎 羚羊角屑 犀角屑

沉香搗碎　青木香搗碎各五兩　升麻一斤

丁香一兩搗碎　甘草炙剉八兩已上八味入前藥汁中再煮取一斗五升

去滓入下項　消石四升芒消亦得每升重七兩七錢半

朴消精者十斤已上二味入前藥汁中微火上煎柳木篦攪不住手候有七升投在水盆

中半日欲凝入下項　朱砂飛研三兩

麝香當門子一兩二錢半研二味入煎藥中攪調令勻寒之二日

右件爲藥成霜雪紫色每服一錢或二錢用冷水調

下大人小兒臨時以意加減食後服

紅雪通中散　治煩熱黄疸脚氣溫瘴解酒毒消宿

食開三焦利五臟爽精神除毒熱破積滯去腦悶

治眼昏頭痛鼻塞口瘡重舌腸癰喉閉及傷寒狂
燥胃爛發斑等病並宜服之

川朴消一斤　羚羊角屑　川升麻
黃芩各三兩　枳殼麩炒黃色去瓤　赤芍藥
人參去蘆頭　淡竹葉　甘草生
木香　檳榔已上各二兩　葛根
大青去根　桑根白皮　藍葉
木通　梔子去皮各一兩半　朱砂細研一兩
麝香半兩　蘇枋剉碎六兩

右件除朱砂麝香外並細剉以水二斗五升煎至

九升去滓更以綿濾過再以緩火煎令微沸然後下朴消以柳木篦攪勿住手候凝欲下朱砂麝香等末攪令勻傾於新甆盆中經宿即成矣細研每服一錢至二錢新汲水調下更量老小虛實臨時加減服之凡服靈寶丹者先依上件服法調此藥服訖須臾更以熱茶投令宜瀉一兩行爲度後依法服靈寶丹立效

凉膈散　治大人小兒腑臟積熱煩燥多渴面熱頭昏脣焦咽燥舌腫喉閉目赤鼻衄頷頰結硬口舌生瘡痰實不利涕唾稠黏睡臥不安譫語狂妄腸

胃燥澁便溺秘結一切風壅並宜服之

川大黃剉 朴消 甘草各二十兩

山梔子人 薄荷去土用葉 黃芩各一十兩

連翹二斤半

右爲末每服二錢水一盞入竹葉七片蜜少許同煎至七分去滓食後溫服小兒可服半錢更隨歲數加減服之得利下住服

洗心散 治風壅壯熱頭目昏痛肩背拘急肢節煩疼熱氣上衝口苦脣焦咽喉腫痛痰涎壅滯涕唾稠黏心神煩燥眼澁睛疼及寒壅不調鼻塞聲重

咽乾多渴五心煩熱小便赤澁大便秘硬並宜服之

大黃（麵裹煨去麵切焙）　甘草（爁）　當歸（洗）

芍藥　麻黃（不去節秤）　荊芥穗（各六十兩）

白朮（一十五兩）

右爲細末每服二錢水一盞入生薑薄荷各少許同煎至七分去滓溫服如小兒麩豆瘡疹欲發先狂語多渴及驚風積熱可服一錢並臨臥服如大人五臟壅實欲要溏轉加至四五錢乘熱服之

八正散 治大人小兒心經邪熱一切蘊毒咽乾口燥大渴引飲心忪面熱煩燥不寧目赤睛疼脣焦鼻衄口舌生瘡咽喉腫痛又治小便赤澁或癃閉不通及熱淋血淋並宜服之

大黃 剉麵裹煨去麵切焙　瞿麥 剉　木通

萹蓄　車前子　山梔子人

甘草 炙　滑石 已上各一斤

右為散每服二錢水一盞入燈心煎至七分去滓溫服食後臨臥小兒量力少少與之

妙香丸

辰砂飛研九兩　巴豆三百一十五粒去皮心膜炒熟研如麪油

牛黃研　龍腦研　膩粉研

麝香各研三錢　金箔九十箔研

右合研勻煉黃蠟六兩入白沙蜜三分同煉令勻爲丸每兩作三十丸解五毒治潮熱積熱等疾如潮熱積熱傷寒結胸發黃狂走燥熱口乾面赤大小便煎大黃炙甘草湯下一丸毒利下血煎黃連湯調膩粉少許下如患酒毒食毒茶毒氣毒風痰伏痞吐逆等並用膩粉龍腦米飲下中毒吐血悶亂煩燥欲死者用生人血下立愈

小兒百病驚癎急慢驚風涎潮搐搦用龍腦膩粉蜜湯下菉豆大二丸諸積食積熱煩赤煩燥睡臥不寧驚哭瀉利並用金銀薄荷湯下更量歲數加減如大人及婦人因病傷寒時疾陰陽氣交結伏毒氣胃中喘燥眼赤潮發不定再經日數七八日已下至半月日未安醫所不明證候脈息交亂者可服一丸或分作三丸亦可並用龍腦膩粉米飲調下半盞已來下此一服取轉下一切惡毒涎并藥丸瀉下如要却收水洗淨以油單子裹埋入地中五日取出可再與人

人小兒依法服一丸救三人即不堪使如要藥速行即用鍼劄一眼子冷水浸少時服之即效更速

龍腦鷄蘇丸　除煩解勞消穀下氣散胸中鬱熱主肺熱咳嗽治鼻衄吐血血崩下血血淋熱淋勞淋氣淋止消渴除驚悸凉上膈解酒毒又治胃熱口臭肺熱喉腥脾疸口甜膽疸口苦常服聰耳明目開心益智

雞蘇淨葉一斤龍腦薄荷是也　真蒲黃微炒　阿膠炒令燥

人參去蘆頭　木通剉各二兩

麥門冬四兩湯浸去心焙　甘草一兩半炙剉

生乾地黃末六兩後入膏　黃耆去蘆頭剉一兩

真銀州柴胡二兩剉將上件二物沸湯半升外以上浸三日絞取汁後入膏

右件另研後入外並擣羅爲細末將西路蜜二斤先煉一沸然後下生乾黃末　不住手攪時時入絞上者木通柴胡汁慢慢熬成膏勿令焦然後將其餘藥末同和爲丸如豌豆大每服二十丸嚼破熟水下不嚼亦得虛勞煩熱消渴驚悸煎人參湯下咳嗽唾血鼻衄吐血將麥門冬湯浸去心煎湯下並食後臨卧服之惟血崩下血

諸淋疾皆空心食前服治淋用車前子湯下

加減火府丸　治心經蘊熱頭目壅赤小便秘澁

生乾地黃洗切焙一兩　木通兩半　黃連去鬚二分

黃芩去黑皮一分　赤茯苓去黑皮半兩

右爲細末煉蜜爲丸如桐子大每服三十丸至四十丸食後溫水下

神芎丸　治腎水真陰本虛心火狂陽損甚以致風熱壅滯頭目昏眩肢體麻痹皮膚瘙癢筋脈拘倦胸膈痞悶或鼻窒鼽衄口舌生瘡咽嗌不利牙齒疳蝕或遍身多生瘡疥或睡語咬牙驚惕虛汗或

健忘心忪煩燥多渴或大小便澁滯或煩熱腹滿或酒過積毒或勞役過度中外一切勞損神狂氣食麤心志不寧口苦咽乾飲減少變生風熱諸疾虛羸困倦或酒病瘦悴及老弱虛人尤宜服之或脾腎陰虛風熱燥鬱色黑齒槁身瘦耳焦或熱中煩滿飢不欲食或癉成消中善食而瘦或消渴多飲而數小便及常服保養除痰飲消酒食清頭目利咽膈能令偏身結滯宣通氣和而愈神強體健耐傷省病并婦人經病及產後血滯腰腳重痛及小兒積熱驚風潮搐並皆治之

大黃生　黃芩各二兩　生牽牛

滑石各四兩　黃連　薄荷葉

川芎各半兩

右爲細末滴水爲丸如梧桐子大每服四十丸至五十丸溫水下食後

清涼飲子　治小兒血脈壅實腑臟生熱頰赤多渴五心煩燥睡臥不寧四肢驚掣及因乳哺不時寒溫失度令兒血氣不理腸胃不調或溫壯連滯欲成伏熱不歇欲發驚癇又治風熱結核頭面瘡癤目赤咽痛瘡疹餘毒一切壅滯並宜服之

大黄（米下蒸切焙）　赤芍藥　當歸頭（去蘆）

甘草（炙各等分）

右為麄末每服一錢水一中盞煎至七分去滓溫服量兒大小虛實加減微溏利為度食後臨卧服之

消痞丸　治酒毒麴毒上焦蘊熱痰實氣澁皮膚乾燥多渴饒睡神志恍惚頭目昏眩飲食遲化不能勝尅

黄連　青黛（另研）　乾葛（各二兩）

黄芩　大黄　大梔子

黃蘗　藿香葉　薄荷

厚朴　茴香炒已上各一兩　木香

桂各半兩　牽牛炒四兩

右爲細末滴水爲丸如梧桐子大每服五十丸食後溫生薑湯送下

賀蘭先生解毒丸 亦名保命丹又名化毒丹

善解諸毒藥毒酒毒山嵐瘴毒果毒肉毒麵食魚菜毒冬月丹毒夏月暑毒傷風後餘熱小兒瘡疹後毒並皆治之及喉閉之患應是有名毒悉皆治之

管仲　茯苓　黃藥子
藍根　乾葛　地黃
雄大豆　甘草　滑石
縮砂人　陰地蕨　薄荷各三兩好者用
土馬騣　菉豆粉　益智
寒水石　山豆根　紫河車
馬譽孛　草龍膽　白殭蠶
百藥煎　山梔子　大黃各一兩
右件二十四味去土水洗淨焙乾爲細末蜜水浸
飥餅爲丸如彈子大每服一丸細嚼新水送下

小兒一丸分作四服煎薄荷湯放冷磨下小兒急驚磨刀水下更在臨時看病大小加減服之此藥長宜將帶備急若夏月頻服使諸疾不生神效不可盡述

治時疾神聖熱藥

白花蛇肉　黑烏蛇肉　紫色雄黃各二錢

錦文大黃半兩

右四味各生用搗羅為細末大人每服三四錢水一盞半同煎三五沸食後稍熱服病大者每日三四服若十歲已下小兒每服一錢半至一錢

煎服同上法

黄連解毒湯　治大熱甚煩錯語不得眠

黄連七錢半　黄柏　梔子各半兩

黄芩一兩

右剉如麻豆大每服五錢水一盞半煎取一湯熱

去滓服未知再服

牛黄瀉心湯　治心經邪熱狂語精神不爽

腦子二錢半　牛黄二錢半　大黄末生二兩

朱砂二錢半

右同研極細每服三錢凉生薑蜜水調下

無憂散 治諸熱譫語精神昏冒及裏有畜熱

天南星牛膽製爲細末一兩 腦子半錢

右二味同研勻每服三錢濃煎人參湯調下如人行三里地更飲人參湯一盞投之須臾下惡物爲度累用有效

淸心丸 治經絡中熱夢漏心忪恍惚膈熱夢遺不可全作虛冷亦有經絡熱而得之也

黃蘗二兩生用 龍腦二錢

右二味爲細末煉蜜和丸如梧桐子大每服一十丸臨臥麥門冬酒送下

時毒藥　治時疾生熱肮膀在咽喉間增寒壯熱頭痛頭面赤腫狀若雷頭相傳染無可救者並宜服之

大黃生用　寒水石生用　當歸各等分

右爲細末每服二三錢至五錢無根水調下食後服臨時覷虛實加減服之

酒蒸黃連丸　治消渴日飲水數升漸至三二斗小便五七十次發熱瘦弱口甘食已如飢此名消癉今用黃連味苦寒無毒除熱氣止煩渴厚腸胃消渴之人飲水脾胃惡濕黃連爲對

黃連淨半斤酒二升重湯蒸候時取出曬乾

右爲細末滴水和丸如梧桐子大每服五十丸大茶飲前服之溫水送下初伏日爲頭服之

管仲散　解一切諸熱毒或中食毒酒毒藥毒等並皆解之

黃連　管仲　甘草各三錢

駱駞蓬五錢

右爲細末每服三錢冷水調下

海仙丸　治諸伏熱頭目不清神志昏塞解諸大毒以取水之精漬於船板木中縷見風日久則日炙

變爲青色以取太陽之氣水見太陽之氣而曬曝中有陰陽之氣結而不散聚而成青服之分陰陽去邪熱調腑臟聖人處治以度物之氣味所用且如東壁牆上土取之以新水調化取清水服之治腑臟不調謂脾主於土脾受濕濡瀉取以大陽眞火其土引入於脾藉大陽眞火之氣以除去其濕而吐瀉得止又以魚骨入喉中肉內不出燒魚網灰新水調服其魚骨即時便出又有月蝕瘡不愈者令人燒救月鼓杖燒灰乾摻瘡上立已此聖人取其物類相感故也具船板青與上同意

船板青五兩　酥油餅末一兩半

右爲細末稀麵糊和丸如梧桐子大每服四五十丸酒送下不拘時候

三黄丸　治法千金方同治吐血黄疸熱病

黄連一兩半　黄芩　大黄各二錢半

右件爲細末煉蜜和丸如梧桐子大每服五十丸溫水送下食前

治泄痢門

豆蔻固腸丸　治脾胃虛弱臟腑頻滑不思飲食腸

鳴腹痛並皆治之

木香　赤石脂　乾薑

縮砂　厚朴生薑製　肉豆蔻麵裹煨去麵各一兩

右爲細末麵糊和丸如梧桐子大每服六十丸食前米飲下

縮砂丸　治大便泄瀉米穀不化腹中疼痛可思飲食

縮砂人　黃連去鬚微炒　附子炮去皮臍

吳茱萸湯洗七次焙乾微炒　訶子皮

肉豆蔻各一兩　乾薑炮　木香各半兩

右爲細末水煮麪糊和丸如梧桐子大每服五七十丸食前米飲送下

眞方聖散子　治男子婦人脾胃受濕中脘停寒喫物頻傷心胸滿悶脇肋膨脹腸鳴虛痞小腹堅痛臍下强急或大便不調米穀遲化裏急後重下痢膿血或下五色或便如魚腦或如豆汁或有鮮血或如爛肉相似日夜無度久而不愈嗜臥食噎虛羸肢體沉困寒熱時作此藥能固養脾胃溫中止腹痛服之甚有所益

御米殼三兩擣碎醋炒黃色　肉豆蔻麪裹煨去麪

赤石脂　烏魚骨去皮　甘草炙黃

揀丁香　訶子皮　乾薑炮製已上各一兩

右件爲細末每服先用水一盞入乳香少許煎五七沸調藥末二錢和滓食前熱服

戊己丸必用方　治脾胃受濕米穀不化泄瀉注下

黃連剉如豆　吳茱萸　白芍藥剉如豆各四兩

右同炒候吳茱萸黃熟則止放冷爲細末水煮麪糊爲丸如梧桐子大每服五七十丸食前米飲下

堅中丸　治脾胃受濕滑瀉注下

黃連去鬚一兩　黃蘗一兩　陳皮去白半兩

赤茯苓去皮一兩　白朮　澤瀉各一兩

肉豆蔻　白芍藥　人參

桂　半夏麴各半兩

右爲細末水浸蒸餅和丸如梧桐子大每服五七十丸食前溫米飲送下

豕肝散　治脾胃虛弱五勞七傷肌體羸瘦全不思食久患泄瀉腸滑不止心胸滿悶臍腹疼痛或便膿血困倦無力四肢沉重心勞口瘡並皆治之

木香　白朮　生犀末

山茵蔯去枝梗　紅豆蔻　縮砂仁
桂去粗皮　人參去蘆頭　黑附子炮製去皮臍
石斛剉炒　狗參去皮　川芎
良薑　柴胡去苗　訶子炮去核
草豆蔻炮去皮各一兩半　陳皮去白　白芍藥
白蕪荑炒去皮　乾薑炮　桔梗
吳茱萸洗焙乾　防風　紫菀去土
紫參去皮各半兩
右二十五味各修製畢擣羅爲細末每服三錢羊
肝二兩去筋膜薄批摻藥入葱白生薑絲鹽各

少許拌勻用紙裹水濕文武火煨熟却用生薑粥送下食前日進二服

水煮木香膏 治脾胃受濕臟腑滑泄腹中疼痛日夜無度腸鳴水聲不思飲食每欲利時裏急後重或下赤黃或便膿血並宜服之

木香 丁香 訶子皮

當歸 藿香葉 黃連去鬚

白芍藥 青皮去白 陳皮去白

甘草炙 厚朴生薑製各一兩 枳實麩炒

乾薑炮各半兩 乳香 肉豆蔻

縮砂仁各一兩半 御米殼蜜水拌炒深黃色六兩

右爲細末煉蜜和丸如彈子大每服一丸水一大盞擘破煎至七分和滓稍熱服食前

潤腸橘香丸 此二味降氣潤腸服之大腸自無澁

橘皮 杏仁去皮尖雙仁麩炒黃色各等分

右爲細末煉蜜和丸如梧桐子大每服五十丸空腹溫水下久服不損胃氣

潤腸丸 治津液耗少大便秘澁下焦氣滯常服消食下氣祛風潤燥

威靈仙一兩半 郁李仁去皮一兩半 木香二錢

枳實二錢半麩炒　麻人七錢半　檳榔三錢

人參二錢半

右件爲細末煉蜜和丸如梧桐子大每服三十丸至五十丸生薑湯下食後臨臥服

換腸丸　治泄瀉不止及諸下痢之疾

御米殼一兩去瓤蒂碎蜜炒淨秤　木香

訶子皮　白芍藥　甘草炒

當歸去蘆頭炒　人參各一兩　白朮

白茯苓去皮各一兩半

右件爲細末煉蜜和丸如彈子大每服一丸水一

煮煎化稍熱食前服

二聖散 治泄痢不問新久並皆治之

乾黑木耳一兩炒 鹿角膠一分炒如珠子

右爲細末每服三四錢溫酒調下不拘時候

加減神功丸 治三焦氣澁心腹痞悶六腑風熱大便不通腰腿疼痛肩背重悶頭昏面熱口苦咽乾心胸煩燥睡臥不安及治腳氣并素有風人大便結燥

訶梨勒四兩 人參二兩去蘆頭 牽牛四兩微炒

天麻人別搗如膏四兩

右爲細末入麻人搗研勻煉蜜爲丸如梧桐子大每服四十丸溫水下溫酒米飲皆可服食後臨臥如大便不通可倍丸數以利爲度

肉豆蔻丸 治腸虛胃弱停積風冷大便泄瀉水谷不化腹脇脹痛下痢膿血遍數頻併裏急後重嘔逆惡心肢體困倦飲食減少並宜服

肉豆蔻麵裹煨 黑附子炮去皮臍 川薑炮
桂去皮 硫黃研 白朮炒
當歸去蘆頭 訶子皮各一兩 川烏頭炮去皮臍
紅豆蔻各半兩

右爲細末醋麵糊爲丸如梧桐子大每服三十丸米飲送下空心食前服

厚朴丸 和脾煖胃益氣治心腹疼痛胸膈虛痞腹脹腸鳴口苦呑酸肢體倦怠飲食減少痰逆惡心時發嘔吐便利不調或即泄瀉並宜服之

厚朴去皮生薑汁製四兩 乾薑炮 桂去皮

川椒去閉口及目微炒各二兩

右爲細末水煮麵糊爲丸如梧桐子大每服三十丸至五十丸溫米飲下食前服

大巳寒丸 治中焦氣弱脾胃受寒飲食不美氣不

調和退陰助陽除臟腑積冷心腹疼痛大便滑泄腹中雷鳴霍亂吐瀉手足厥逆便利無度及療傷寒陰濕形氣沉困自汗

附子炮去皮臍　川烏頭炮裂去皮臍剉作小塊如豆大再炒令黃色

川乾薑炮裂　高良薑剉炒　桂去心

吳茱萸炒各一兩

右為細末醋煮麵糊為丸如梧桐子大每服五七十丸熱米湯下空心食前日進二服無所忌

吳茱萸丸　治一切積冷脾胃不和心腹疼痛嘔吐泄瀉腹內絞痛

吳茱萸洗七次焙乾半兩　良薑剉碎五兩　乾薑炮五兩

右件三味各修製畢擣羅爲細末醋打麵糊爲丸如梧桐子大每服五十丸空心食前清粥飲送下

黄連烏梅丸　治諸熱利不差

烏梅肉炒　黄連去鬚各四兩

右爲細末煉蜜和丸如梧桐子大每服二十丸溫米飲下食前日進二服

大道固腸丸　治腸虚滑泄水谷直下完谷不化久寒積冷心腹脹滿可思飲食怠墮嗜臥困倦少力

又治白帶脉候沉微

陽起石燒一日 硫黃水飛 赤石脂燒通紅

白礬枯過 肉豆蔻醋麵裹燒熟為度各一兩

白龍骨二兩半 川烏頭炮去皮臍 乾薑炮各一兩半

木香 縮砂人各半兩

右件研羅為細末醋麵糊為丸如梧桐子大每服

五七十丸空心粥飲下

椒艾丸 治久虛寒泄痢不止

烏梅去核二兩半醋浸布裹蒸 川椒炒去目一兩

柔成無滓艾一兩半 乾薑炮 赤石脂

黑附子炮裂去皮臍各一兩

右件除烏梅外同爲細末將蒸烏梅肉研勻更入熟棗肉蜜少許和丸如梧桐子大每服二十丸米飲湯下食前

附子畢撥丸　治經虛月候不時腸滑下痢頻併常服助氣安血大補

黑附子炮裂去皮臍三兩　官桂去皮　大椒

艮薑細剉炒　陽起石火燒一日　川薑炮裂

厚朴生薑製　白朮剉　白茯苓去皮

赤石脂火燒通紅各二兩　肉豆蔻醋和麵裹燒一兩半

右件各修製畢搗羅爲末酒煮麵糊爲丸如梧桐子大每服四十九丸空心食前服

大聖散 治脾胃積寒心腹疼悶臟腑泄瀉腸鳴絞痛

益智二兩連皮炒　川烏頭炮裂去皮臍　陳皮湯浸去白各一兩

乾薑炮裂半兩　茴香七錢半炒　甘草二錢半炒

右爲末紗羅子羅每服二錢分水一盞入鹽一捻同煎至七分去滓食前熱服

御藥院方卷第七

癸巳新刊御藥院方卷第八

校勘無差

治雜病門

拈痛散　治肢節疼痛熨烙藥

羌活去蘆頭　獨活去蘆頭　細辛去苗葉
肉桂去麤皮　防風去蘆頭并叉者　白朮
川烏頭生去皮臍　良薑剉　麻黄不去節
天麻去苗　吳茱萸生用　葛根
乳香另研　小椒去子及閉口者　全蠍生用
當歸去苗已上各一兩　川薑生用半兩

右爲麤末入乳香勻每抄藥一十錢痛甚者加至十五錢同細鹽一升一處炒令極熱用熟絹袋內貯藥熨烙痛處不拘早晚頻用爲效如藥冷即再炒一次用畢其炒藥不用

聖靈丹治一切打撲傷損及折傷疼痛不可忍者並皆治之

乳香五錢　烏梅去核五个

萵苣子二兩八錢盞炒黃取

右爲細末煉蜜爲丸如彈子大每服一丸細嚼熱酒　時不痛如痛再服

犀皮湯　治髭髮乾澁令潤澤洗髮方

小麥麩半升許二兩半　半夏湯洗七次去滑剉一兩

沉香末半兩　生薑一兩和皮用切

右都用藥水兩椀入生薑一兩和皮細切同煎三兩沸生絹濾去滓取清汁入龍麝少許攪勻洗髭髮令潤柔易長

操洗藥　淋渫一切諸風

乾荷葉三十二兩　威靈仙去土　藁本去土

藿香葉　零陵　茅香各一十六兩

甘松去土　香白芷各八兩

右爲麤末每用二兩生絹袋盛用水二桶約四㪷煎三沸放稍熱於無風處淋渫了避風少時常用治遍身瘙癢光膩皮膚如水少時更添入熟熱水斟量得所使用勿令添入冷水藥末不添

玉粉散 治熱汗浸漬成瘡腫癢焮痛

定粉一兩 蛤粉半兩 石膏半兩

白石脂半兩 滑石八兩半 白龍骨半兩

粟米粉二兩 寒水石燒通赤於淨地上放冷出火毒一兩

右爲末再研極細勻每用藥乾擦患處

淋渫藥七寶散 治熱汗浸漬成瘡癢痛不已

黃耆　當歸　防風

荊芥穗　地骨皮　木通各二兩

白礬一兩

右爲麤末每用藥一兩以水三大椀煎五六沸濾去滓稍熱淋渫患處拭乾避風少時

淋渫頑荊散　治從高失墜及一切傷折筋傷骨碎瘀血結痛

頑荊葉一兩半　蔓荊子　白芷

細辛去苗　防風去蘆頭　桂心

川芎　丁皮　羌活各一兩

右件爲末每度用藥二兩鹽半匙葱白連根五莖用漿水五升煎五七沸去滓通手淋渫痛處冷卽再換淋渫了宜避風煖蓋量病大小臨時加減用藥

洗髮菊花散 治頭髮脫落

甘菊花二兩 蔓荊子 乾栢葉

川芎 桑根白皮去麤皮 白芷

細辛去苗 旱蓮草根莖花葉巳上各一兩

右件麤篩每用藥二兩漿水三大椀煎至兩大椀去滓沐髮

長髮滋榮散

生薑皮焙乾　人參各一兩

右爲細末每用生薑切斷蘸藥末於髮落處擦之

隔日用一次

刷牙沉香散　榮養髭髮堅固牙齒

沉香　白檀　醋石榴皮

訶子皮　青鹽研　青黛研各二錢半

當歸　川苦楝破四片焙　細辛去苗

香附子各半兩　母丁香一錢半　荷葉灰一錢

南乳香研一錢　龍腦研　麝香研各半錢

右為細末每用半錢如常刷牙溫水漱之早晚兩

次用

麝香散　治鼻衄不止

白礬枯過別研　白龍骨粘舌者另研各半兩　麝香另研半字

右三味令勻每用一字先令冷水洗淨拭去鼻內血涕然後吹藥於鼻中或以軟紙濕過蘸藥鼻內尤妙

乳香消毒散　治一切傷折踒跌焮腫疼痛不可忍者

乳香另研　沒藥別研　白斂

白芍藥各一兩 當歸 白芥子各半兩

黃柏另研細末三兩 滑石二兩 黃丹三錢

加血竭半錢另研

右為細末入另研者一處再令研勻每用新水調如稠膏攤在紙花子上貼患處

虎杖散 治折傷血瘀不散

虎杖剉二兩 赤芍藥剉一兩

右二味擣羅為細末每服三錢匕溫酒調下不拘時候

沒藥乳香散 治打撲傷損疼痛不可忍

白朮（剉微炒五兩） 當歸（焙） 甘草（剉炒）

白芷 沒藥（另研各二兩） 朴皮（去粗）

乳香（另研各一兩）

右件搗羅爲細末入研藥再研令勻每服二分溫酒一盞調下不拘時候日進二三服

蒲黃散 治因墜墮內損血

蒲黃 當歸 芍藥（剉）

桂（去粗皮各一兩）

右件搗羅爲細末每用二錢溫酒調下不拘時候

接骨丹 治從高墜墮傷損疼痛

當歸切焙二兩　甘草剉炒三兩　沒藥別研半兩

桂去粗皮一兩半　乳香別研半兩　澤蘭一兩

自然銅火燒紅醋淬淨七次研一兩

右為細末入研者藥再研令勻水麵糊和丸如梧桐子大每服三十丸溫酒送下不拘時候日進三服

當歸血竭散　治傷損筋骨疼痛不可忍宜服止痛

麒麟竭別研　沒藥別研　當歸

赤芍藥　桂各一兩　白芷二兩

右六味為細末每服二錢用溫酒調下不拘時候

桃人散　治被壓笮損瘀血在腹中疞痛不散心胸短氣大小便不通

荆芥半兩　大黃生用　蒲黃各二兩

芎藭　桂　木通

當歸各一兩　桃人四十枚湯浸去皮尖麩炒

右件爲細末每服二錢用温酒調下不拘時候微利爲度

柏葉散　常使榮養髭鬢

側柏葉四兩　何首烏　地骨皮

白芷各二兩

右爲麤末每用半兩入生薑十片水一大椀煎五七沸去滓淋洗髭鬚臨睡用條篩子篩

煖手法

鋮砂四兩　硇砂一錢研

右同研勻以醋或水拌令濕用油紙裹之盛在袋兒內任意執之冷即再拌

代灸膏

大附子炮　木香　吳茱萸炒

馬藺子　桂　蛇床子各等分

右爲細末每用藥半匙白麵半匙以生薑汁同煎

成膏以方元三寸紙花子上攤貼在臍下油子隔之綿衣裹自晚至明一傳勝百壯如腰痛腰上貼子

益脾丸 飲酒不醉又益脾胃

葛花二兩 小豆花一兩 菉豆花半兩

木香一分

右爲細末白蜜爲丸如梧桐子大煎紅花湯下十丸或夜飲津液下五丸不醉大妙

葛花散 飲酒令人不醉

葛花 小豆花各一兩

右爲末每用三方寸匕飲服行進葛汁及枇杷葉飲倍能飲酒又九月九日菊花臨飲服方寸又小豆花葉陰乾百日末服之

抵聖散 治五淋

檳榔麪包煨三錢　赤芍藥一兩

右爲麤末用紗羅子羅每服三錢水一大盞煎至七分去滓溫服

五生膏 治寒濕客於經絡留結不散疼痛不止

生附子去皮臍半兩　當歸　吳茱萸

桂　木香各半兩

右爲細末每用藥末三錢取生薑自然汁調如膏攤於蠟紙上貼痛處乾即更易新者上用綿子或軟帛繫定

淋渫藥威靈仙散 治大腸頭癢痛或腫悶

威靈仙　枳殼各一兩

右爲麤末每用一兩水三椀同煎至二椀半澄去滓乘熱薰通手浴不拘時候

淋渫藥地榆散 治肛門痛癢或腫

地榆　蒴藋　荆芥穗

苦參　蛇床子各等分

右爲麤末每用藥一匙水一椀煎二三沸去滓通手避風處熱洗患處

髮鬢秃落生髮膏

莽草一兩　防風　升麻

白芷各二兩　薺苨二兩　蜣螂四个

驢鬐膏　豹膏一作狗膏　馬鬐膏

熊膏一作雄雞膏　豬膏

右一十一味諸膏成煎各半升合煎諸藥沸則下停冷復上火三五沸止濾去滓傅頭擇當用之

趂痛丸　治風毒留客日深氣虛邪實攻擊不定走

注疼痛

大戟刮去皮　甘遂　白芥子各一兩

大麥麵一兩并前三味末拌和作餅子慢火炙黃熟再爲細末

右除大麥麵一兩外碾羅爲細末與大麥麵拌和令勻周薄麵糊爲丸如梧桐子大每服十丸漸加至十五丸空心用冷酒送下

摩腰丹　治寒濕腰痛

附子炮裂去皮臍爲末　白礬燒灰川　橘皮去穰爲末

丁香　木香　雄黃研

硫黃研　吳茱萸爲末　杏人去皮尖

乾薑炮各一兩　麝香別研　膩粉別研各一錢

朱砂研一兩

右同爲細末研藥勻煉蜜和丸每兩作八丸每用一丸生薑汁化開薄攤痛處用綿裹了乾後手擦令藥力入裏爲妙

神枕法幷序

敘曰昔太山下老翁者失其名字漢武東巡見老翁鋤於道背上有白光高數尺帝怪而問之有道術否老翁對曰臣昔年八十五時衰老垂死頭白齒落有道士者教臣服棗飲水絶穀幷作神枕法

中有三十二物其三十二物中二十四物善以當二十四氣其八物毒以應八風臣行轉少黑髮更生墮齒復出日行三百里臣今年一百八十矣不能棄世入山顧戀子孫復還食穀又已三十餘年猶得神枕之力往不復老武帝視老翁顏壯常如五十許人驗問其隣人皆云信然帝乃從受其方作枕而不能隨其絕穀飲水也方用五月五日七月七日取山林柏以爲枕長一尺二寸高四寸空中容一斗二升以柏心赤者爲蓋厚二分蓋致之令密又當使可開閉也又鑽蓋上爲三行行四十

九孔凡一百二十孔令容粟米大其用藥

芎藭　當歸　白芷

辛夷　杜衡　白朮

藁本　木蘭　蜀椒

桂　乾薑　防風

人參　桔梗　白薇

荆實一云牡荆實　肉蓯蓉　飛廉

柏實　薏苡人子　款冬花

白衡　秦椒　蘼蕪已上二十四味以應

二十四氣後加八味毒者以應八風　烏頭

附子　藜蘆　皂角

䒴草　石礬　半夏

細辛

右三十二物各一兩皆㕮咀以毒藥上安之滿枕中用囊以枕百日面有光澤一年體中所疾及有風疾一一皆愈差而身盡香四年白髮變黑齒落重生耳目聰明神方驗秘不傳非其人也藁本是老芎藭母也武帝以問東方朔答云昔女廉以此方傳玉青玉青以傳廣成子廣成子以傳黃帝近者穀城道士淳于公枕此藥枕耳

百餘歲而頭髮不白夫病之來皆從陽脈起今枕藥枕風邪不得侵人矣又雖布囊衣枕猶當復以幃囊重包之須欲臥枕時乃睨去之耳詔賜老翁疋帛老翁不受曰臣之於君猶子之於父也子知道道以上之於父義不受賞又臣非賣道者以陛下好善故進此耳帝止而更賜諸藥

牛蒡子丸　治風毒結核瘰癧腫硬疼痛內消

牛蒡子微炒　何首烏各二兩　乾薄荷

雄黃各一兩　麝香　牛黃各二錢半

皂角七挺水二升挼汁熬成利余藥丸

右爲細末巳皂角膏子爲丸如梧桐子大每服二十丸煎黃耆湯送下

出油藥

龍骨　烏魚骨　滑石

定粉各一兩　風化大灰四兩

右五味搗羅爲細末如冬月用熱坑上煿夏月用日頭炙

愈痔散　治男子婦人一切腸風痔漏無問新久皆可服之立效

南乳香（別研）　槐花（微炒）　木香

商枳殼（麩炒去穰）　鶴虱　華澄茄（去蒂）

白蕪荑（各一兩）

右爲細末始服後先嚼核桃一个次用熱酒一盞調藥二錢空心食前日進一服忌發熱風動氣等物

槐荆丸　治男子婦人腸風痔漏先臟腑後便血宜服之

槐花（微炒）　荆芥穗（去土）　枳殼（麩炒去穰各一兩）

白礬（生）　薄荷葉　蔚金（各半兩）

右為細末水麵糊為丸如梧桐子大每服六七十丸空心食前溫粥飲送下日進二服

結陰丹 治腸風下血及臟毒下血諸大便下血疾

枳殼麩炒去穰 威靈仙 黃耆

椿根白皮 陳皮 何首烏

荊芥穗各等分

右為細末酒麵糊內入蜜少許同和丸如梧桐子大每服五十丸至七十丸食前米飲下

蒴藋散 治榮衛不順氣血偏虛風寒濕氣攻注腳膝疼痛

蒴藋　吳茱萸　頑荆

黃耆　防風　防已各四兩

躑躅花　白獨活　荆芥穗

藁本各二兩

右件爲麄末都入水半椀葱白二七莖細剉木瓜半个按碎拌令勻分作三分每用藥一分於銚內慢火炒令通熱用綿帛兩重裹藥熨引痛處如覺藥微冷依前別炒餘藥更換熨之三劑必減

淋渫桂附散　治因傷損後筋骨疼痛

桂皮去粗　附子生去皮臍　白礬

細辛去苗葉　白芷各一兩　五加皮剉

桑葉各二兩

右件擣篩爲散每劑用二兩入葱白連根十莖水一㪷煎一沸逐旋淋渫立效

淋渫烏頭散　治一切頑痺不仁及筋骨疼痛攣急

澤烏頭生用不去皮　木鱉子去殼　白芥子

鱉甲去裙襴各一兩　杏人生用不去皮一百个

右爲麤末都作一次用水三大椀煎數沸去滓乘熱淋渫患處冷即再煖熱依前淋渫三五遍其

藥無力不用

枳殼散　治腸風痔瘻便血無數疼痛不可忍者

枳殼麩炒去穰　槐子微炒黄色　荆芥穗各半兩

右爲細末每服三錢薄粟米粥調下如人行一二里地再用粥壓之空心日進二三服

犀角散　治風寒暑濕毒氣攻注經脉凝澁畜於筋骨經隧之間或在四肢肉色不變發作連骨髓痛乍歇乍作或晝靜夜發去來不常並宜服之

犀角鎊　當歸　白芍藥各二兩

牛膝酒浸一宿　沉香　木香

虎頭骨（酥炙各四兩）　槲葉（燒灰二大握）　麝香（半兩）

右件除麝香外㕮咀每用藥一兩水三盞半煎至一盞半濾取清汁內麝香抄半錢攪勻放溫服食前日進三服

擒虎散　若有前證或臟腑稍實宜間服擒虎散三兩服疎導腸胃中涎滯鬱積毒氣

沒藥　當歸　黑牽牛（生）

大黃（各一兩）　甘草（生一錢）

右為麤散每服五錢匕用皂角刺七个搥破隔宿以酒一升浸之來日取酒一盞更加水一盞內

栝樓子七粒同煎至十分去滓取及盞內八分許放溫服遠以後服以利爲度

何首烏散 治風瘙瘡搔之汁出

何首烏四兩

右爲麤末每用水一大椀入艾葉半抄煎至半椀入藥末一大匙再煎三兩沸去粗熱洗拭乾後敷貼艾煎膏

鎮肝丸 治瘰癧結核腫硬令內消

皂角六挺去皮弦內二鋌塗酥炙黃二鋌用陳皮末二兩水調塗皂角上炙二鋌用青皮末二兩水調塗皂角上炙黃

右爲細末用精羊𦞂肉搗丸如梧桐子大每服三十丸漸加至五六十丸溫水下臨臥食後

麝香散 治瘰癧結核腫硬不消疼痛宜服之

麝香半錢研 枳殼去瓤二錢半麩炒 白丁香二兩

右件爲細末每服二錢用溫酒半盞調勻食後日進一服

淋渫吳茱萸湯 治風毒瘡久不差

吳茱萸 川烏頭生用不去皮 蛇床子

桂各一兩 荊芥穗 附子生不去皮各半兩

右爲麤末每用藥半兩水半椀煎三兩沸去粗用

帛子蘸藥淋掃患處臨臥頻頻用之後用楓香散

楓香散 治諸風毒瘡發癢白屑起

楓香脂　大黃　輕粉各等分

右爲細末生油調稀擦患處

榼藤子丸 治腸癖下血痔漏結核疼痛

榼藤子一个重七錢者酥炙和皮用　茴香炒

皂角刺燒存性　蝟皮燒存性　枯白礬

白附子炮　枳殼麸炒黃去穰　樗皮焙乾各半兩

乳香二錢半

右件爲細末醋麵糊爲丸如梧桐子大每服四五十丸溫酒下食前如有痔瘡疼痛醋研五七丸津唾塗患處

治漏藥

獨角仙一个河南地分出火炙去殼　甜葶藶

砒各半錢同例

右件同細末煉蜜爲鋌子每用臨時覷瘡口大小旋捏作鋌任於瘡口內其蟲俱出即時見効

地榆散　治足脛濕毒腫滿按之不起

地榆　荊芥　蒴藋

苦參各等分

右爲麤末每用藥二兩水三大椀煎三五沸去粗避風處熱淋洗患處冷即再溫

消腫木香散 治濕毒腫皮肉色不變

木香 當歸 射干

莽草 黃蘗別爲末 大黃各等分

右件爲細末每用藥一大匙入白麪一匙頭淡醋調稀慢火上熬令稠攤在紙花子上貼患處勿令大乾別換新藥一日四五次

葶藶木香散 治濕熱內餘水腫腹脹小便赤澁大

便滑泄膝脛腫滿

葶藶一分微炒香　木香半錢　茯苓一錢去皮

桂一錢　豬苓一錢去皮　澤瀉

木通　甘草各半兩　白朮一兩

滑石三兩

右爲細末每服三錢白湯調下不拘時候

葶藶丸　治脾胃受濕流於四肢足脛浮腫小便澁少宜服此

苦葶藶半兩微炒別研細　郁李人去皮研　赤茯苓去皮心

桑白皮剉炙各三分　黑牽牛生取頭末半兩　漢防己

川羌活　陳橘皮湯浸洗去白焙乾

澤瀉各二分　白朮半兩

右爲細末煉蜜和丸如梧桐子大每服五十丸溫水送下不拘時候

噙化華澄茄丸　專治鼻塞不通

華澄茄半兩　薄荷葉三錢　荊芥穗一錢半

右爲細末糖霜蜜和丸如櫻桃大每服一丸時時噙化嚥津

檳榔湯　治濕毒腳氣腫滿小便澁

檳榔剉二兩　桑根白皮三兩　黑豆半升

右件麤擣篩每服五錢匕水一盞半煎取一盞去滓溫服日三夜一不拘時候

接骨烏金散

半兩錢一百之陌（醋淬碎）　錦文水蛭半兩（炒水盡煙使不利）　南乳香二錢（別研）　自然銅半兩（醋淬碎）

麝香一錢

右爲細末每服半錢生薑自然汁溫酒少許同調服之如損在腰上食後服腰下食前服如筋骨無傷藥即吐出無忌此藥神驗不可盡述

乾洗頭香白芷散

香白芷　王不留行各二兩

右爲細末每用乾摻頭髮內微用力擦去垢膩後用篦子刮去藥末

芎藭散　治外傷風冷鼻塞氣息不通閉悶

芎藭　檳榔　人參去蘆頭

赤茯苓　白朮　麻黃去根節

郁李人湯浸去皮尖微炒　肉桂去皮

甘草炙微赤　杏人湯浸去皮尖微炒已上各等分

右件擣篩爲散每服五錢水一大盞生薑二錢切作片子同煎至七分去滓食後溫服

通開散　治腦風鼻息不通不聞香臭或鼻流清涕多嚏肩項拘急頭目昏痛風府怯寒

原蠶蛾尾上炒令黃　白附子炮　苦參

益智去皮　蒺藜子炒去角　乾薄荷各一兩

右件搗羅爲散每服三錢溫酒調下不拘時候

膩粉散　治皮膚受風邪發作瘙痛諸瘡

膩粉二錢　藜蘆末半兩　狼毒末三錢

右件三味拌勻每用乾擦患處

金鍼散　治久痔及腸風下血疼痛諸藥不差者

皂角刺赤紅者炙　破故紙拌碎紙上炒香各等分

右件擣羅爲細末每服三錢溫酒調下食前服

木香枳殼丸　治腸風痔疾下血

木香二兩　商枳殼麩炒去瓤　黃耆

熟乾地黃　當歸　防風各四兩

槐角子一斤炒

右爲細末水煮麪糊爲丸如梧桐子大每服三五十丸不拘時候精米飲下溫酒亦得

威靈仙散　治腰腳痛

威靈仙生用不以多少

右爲細末每服一錢匕溫酒調下逐日微利爲度

搜風潤腸丸　治三焦不和胸膈痞悶氣不升降飲食遲化腸胃燥澁大便秘硬

沉香　檳榔　木香

青皮去穰　陳皮去穰　京三稜

蘿蔔子炒　槐角炒　枳殼麩炒去穰

枳實麩炒去穰　木通各半兩　郁李人一兩去皮

右爲細末煉蜜和丸如梧桐子大每服五六十丸食後煎木瓜湯下常服滋潤腸胃導化風氣

衝關散　治關格不利上焦有熱胸中痞悶小便澁少或不通

赤茯苓（去皮） 人參 陳皮（去白）
木通 檳榔（各一兩） 青皮（一分）
甘草（炙，半兩）

右爲麤散每服五錢水一盞半煎至七分去滓溫服食前以小便通利爲度

淋渫蒴藋湯 治風毒脚氣髀膝癢痺腫行履不得皮骨如小蟲行宜淋渫

茄稭 蒴藋 蒺藜子
蒼耳 海桐皮 柳木蠹末
柴胡 茯苓皮 水紅杷（上各兩）

右九味剉碎每用藥四兩以水五椀煎取三椀去滓淋渫傾避風冷

乾荷散 治陰囊腫痛濕潤瘙癢及陰痿弱

牡蠣粉 蛇床子 乾荷葉

浮萍草各等分

右爲麄末用篩羅每用川兩匙水一大椀同煎三五沸濾去滓淋渫洗避風寒

還童散 外固壯陽氣

丁香 麝香葉 官桂去皮

露蜂房燒烟盡 川椒去白微炒 牡蠣燒

吳茱萸炒　零陵香　木鱉子去皮

馬藺花　韶腦別研　白礬灰已上各一兩

紫稍花　蛇床子各二兩

右件爲麤末每用藥三匙水一椀半煎至一椀濾去滓乘熱薰俟湯通手時自少腹已下淋浴臨睡用

百花散　補元陽通血脉

百花窠燒烟盡爲度　蛇床子炒令焦黄各二兩

零陵香　麝香葉各一兩

右爲麤末每用藥兩大匙水三椀煎三五沸乘熱

淋洗臨臥用避風寒

無礙丸 治脾病橫泄四肢

大腹皮二兩 蓬莪茂

京三稜皆濕紙裹煨熟各一兩 木香麩裹煨熟半兩

檳榔生一兩 加郁李人湯浸去皮一兩

右爲細末炒麥蘗搗粉爲糊和丸如梧桐子大每服二十丸生薑湯下不計時候

加腦子收陽粉 治一切虛汗盜汗自汗及漏風等諸證汗泄不禁服諸藥不能止者並宜用之

麻黃根 藁本 白芷

牡蠣燒　龍骨各半兩　米粉二兩

腦子半錢

右爲細末研攪勻以紗帛包藥於汗處撲傅之汗止爲度

木瓜丸　補益壯筋骨治腰痛

牛膝二兩溫酒浸切焙　木瓜一枚去頂穰入艾葉一兩蒸熟

巴戟天去心　茴香炒　木香各一兩

桂半兩去皮

右件爲細末入熟木瓜幷艾同杵千下如硬更下蜜丸如梧桐子大每服二十丸空心鹽湯下

引水散 治小水秘澁不快或不通及腫滿脚氣一切濕證

石燕子一雙醋淬 海馬 海蛤

滑石 琥珀 赤茯苓

川木通 通草 越桃炒係山梔子人

澤瀉 豬苓去黑皮 車前子微炒

茴香微炒 瞿麥穗 萹蓄

苦葶藶紙襯炒 忘憂根 木香

白丁香 鬼棘鍼已上各一兩

右件二十味除石燕子海馬外各一兩同爲麤散

每服五錢水一盞半燈心三十莖同煎取清汁八分內麝香一字拌勻放溫食前服麝香少許亦可

海金沙散　治小便淋澁及下焦濕熱氣不施化或五種淋疾癃閉不通

海金沙（研）　木通　瞿麥穗

滑石（研）　通草（各半兩）　杏人（湯浸去皮尖麩炒黃研一兩）

右件爲細末每服五錢水一盞半燈心二十根同煎至七分去滓食前溫服

曾仲散　治腸風痔瘻

管仲　紅藤各四兩好者

右件同爲麤末分作四服用綿包作四裹每服一包上好酒一升煎至五沸溫服藥滓收着候四服藥滓一處用水一椀半熬至七沸用小口器合內盛放被兒內薰着豬門就熱通手洗如蟲子死後便不癢痛

松節散　治閃撲筋骨腫痛

松節　桑白皮　蠶沙

香附子　朴消已上各等分

右爲麤末每用藥一兩水一椀半煎至一椀熱渫

痛處

人參湯　治脾氣上攻鼻塞不通

人參　白茯苓去黑皮　黃芩去腐

陳皮去白　麻黃去根節　羌活去蘆頭

蜀椒去目及閉口者炒出汗各半兩

右件爲麁末每服三錢水一盞半煎至八分去滓

溫服

菖蒲散　治鼻窒塞不得喘息

菖蒲　皂角等分

右二味擣爲細散每服一錢綿裹塞鼻中仰卧少

時

白蒺藜散　治腰痛

白蒺藜

右為細末每服三錢溫酒調下空心食前

熨烙當歸散　治寒溼留注腰腿疼痛經脈逆滯不得宣通

防風去蘆頭　當歸去蘆頭　藁本去土

獨活去土　荊芥穗　頑荊葉已上各一兩

右為麤末每用藥一兩半鹽四兩慢火炒令熱用絹袋盛之去痛處熨烙

苦葫蘆方 治諸痔疼痛不可忍

苦葫蘆子

右一味每用一錢水一升煎十餘沸濾去滓薰於冷熱得所淋洗隔一三日淋洗一次

玉壺方 治三種癭方

海藻 昆布 雷丸

海帶各等分

右件揀擇極淨搗羅爲細末燒陳米飯搗和爲丸如榛子大每服丸含化嚥津不拘時候常令藥力不斷

出油方

白石脂

右研碎絹雀兒隔過有油處摻定用紙隔熨斗熨過如有顏色衣服亦不改色

苦參丸 治肺毒邪熱頭面生瘡生疥癬並宜服之

苦參

右為細末粟米飯和丸如梧桐子大每服五十丸空心溫米飲送下

尋痛丸 走飲濕已後宜用藥經絡除疼痛

騌閭皮燒存性一兩半 皂角子人二兩炒

當歸頭去蘆 乳香別研 沒藥別研

川山甲已上四味各一兩 木香半兩 麝香二兩別研

右件同爲細末酒煎麵糊和丸如梧桐子大每服五十丸不拘時候溫酒下或木瓜湯下亦得

琥珀散 治五淋澁痛小便有濃血出

琥珀研 海金沙研 沒藥

蒲黃各一兩研

右爲細末每服三錢食前濃煎萱草根湯調下日進二服

金剛骨丸 治五種腰疼

萆薢剉　兔絲子酒浸軟別搗如泥焙乾秤

金毛狗脊去毛淨秤四兩

右件為細末酒煮麵糊為丸如梧桐子大每服五十丸食前溫酒送下

虎杖散　治時疫傷寒毒攻手足腫疼痛欲斷

虎杖八兩

右為麤散每用二兩水五椀煎五七沸乘熱淋渫

木瓜丸　治腰脚少力疼痛無時及諸風氣濕閉

蓯蓉酒浸　牛膝酒浸　當歸各四兩

血竭　沒藥各五錢　木瓜

威靈仙　防風各二兩　石菖蒲

牽牛各四兩　人參三兩　全蠍

白花蛇酒浸　朱砂　麝香

天麻各二錢　雄黃三錢

右件爲細末水麵糊爲丸如梧桐子大每服五十

丸浸木瓜酒送

如意散　治疥瘡時發癢痛

乾漆生　黑狗脊生　輕粉研

僧者黃生研各一兩

右爲細末研藥令勻每用藥先微搔破用生油調

如稀糊擦患處一日三兩次用

三聖膏 治髮髭脫落令生長方

黑附子生 蔓荊子 柏子人各半兩

右件爲細末烏雞脂和擣研千下於磁合內密封百日取出塗住髭髮落處三五日即生自然牢壯不落

代茶新飲

黄耆 通草各二斤 茯苓

乾薑 桑根白皮 干葛各一斤

鼠黏根三斤濕加一斤 生乾地黄 枸杞根洗

忍冬十二月採枝莖葉陰乾濕加五兩　薏苡人各十一兩

菝葜六兩　麥門冬去心　萎蕤各五兩

右一十四味並揀擇取州土堅實上者刮削如法然後稱大斤兩各各別擣以馬尾羅子篩之不用細攪令勻調重篩務令相入不令偏併別取黃白楮皮白皮根相兼細切者取濃汁和溲令硬軟得所更方臼中擣別作一竹棬子圍闊二寸半厚二分以下臨時斟量大小厚薄作之此亦無定衆手依摸捻作餠子中心穿孔日暴乾百餘餠爲一穿即以葛蔓爲繩貫之竹作篾亦

得陽掛之通風陰處妙若須煮用以炭火上炙令香熟勿令焦臼中擣末任隨時取足煎以代茶大都濃薄量之著少鹽煮之頻揚之即滑美著鹽橘皮蓽撥亦佳除風破氣理丹石補腰腳聰耳明目堅肌長肉緩筋骨通腠理頭腦閉悶眼睛疼痛心虛腳弱不能行步其效不可言恃患腳氣肺氣痂氣咳嗽入口即愈患消中消渴尤驗主療既多不復一一具說但服之立取其驗禪居高士持宜多飲暢臟腑調適血脈少服益多心力無勞飢飽飲之甚良若臘月臘日合

之十年不敗

梅覺春丸　專治陽事痿弱

丁香　木香　朱砂研各一錢

黑附子一个重半兩者剜去中心成空瓮子

右將丁香木香朱砂等三味同爲細末傾在附子甕兒內以蕎麥麵和如餅劑裹却用生蘿蔔一个徑四寸劈作兩半中間剜得可容上件藥置之於內以竹簽子簽定用六一泥固了約厚半指許於淨地剜一坑子深五寸許用炭火燒紅去了炭火及灰令坑內淨用好醋一盞潑在坑

子涖定將藥安在坑內四畔用炭火一斤鋪蓋煆之一時辰爲度去火用新盆合定令冷與後藥一處爲末

舶上茴香炒 天台烏藥 白茯苓去皮各一錢

地龍去土拜一字

右爲細末酒煮麵糊爲丸如菉豆大每服二十丸空心乳湯洒送下

旋生春散同上方一對服

朱砂一分 紫礦二錢 丁香一錢

木香 沒食子和皮 川楝子剉

川茴香炒　陽起石煆　廣零陵香

乳香　漏蘆皮炮去　麝香

沒藥已上各一錢　蛤蚧一對酥炙

右為細末每服一大盞溫酒調下食前先服九子藥相隨服散子藥十日見效亦不可久服待藥力散再服之初服此藥權忌房事恐走藥力可量藥力欲盡再接引服之雖年老之人與少壯無異

荆芥散　治肺壅腦熱鼻淵不止

荆芥穗　藿香葉各一兩　芎藭二兩

涉草根（炒去毛）二兩　石膏（研如粉）一兩半　龍腦一錢

右件為細末每服三錢食後荊芥湯調下

洗風散　洗療一切風毒頭面生瘡

防風（去蘆頭）　荊芥穗　吳白芷

川芎　蔓荊子（去白）　威靈仙（去土）

何首烏　白茯苓（去皮）各一兩　苦參

白牽牛（各半斤）

右件同為麤末每用藥末三兩好漿水三升煎五

七沸去滓洗面每日早晚二次用

紫葛散　消癧散毒

紫葛　升麻　黃芩

赤小豆　白歛　榆白皮

玄參各一兩　木香半兩　黃連

大黃各二兩

右爲細末每用溫水調藥塗掃赤腫處藥乾再掃

威靈仙丸　宣通五臟去腹內冷滯心膈痰水久積癥瘕痃癖氣塊膀胱冷膿惡水腰膝冷疼但是腰脚腫痛麻痺皆可治之

威靈仙生用

右爲細末煉蜜和丸如梧桐子大每服三十丸漸

加至五十丸溫酒送下食前忌茶

白蓮散 治瘰癧及或彫青或肌肉內破用紙灰烙以紙灰漬入肉中不去便似彫青不去宜用此藥

花減二錢 桑柴灰炒一錢 風化石灰半錢

糯米三錢

右將藥一處盛在小瓷罐兒內上用瓦盞口用黃泥固濟以文武火焙定半時取出藥用乳鉢研令極細每用先用針尖撥過瘰子用藥少許乾貼忌油膩物及當風行立

止血散 治腸風下血或在便前或在便後在便前

者其血近腎肝血也在便後者心肺血也其血遠

此藥並主之

皂角刺燒灰二兩　胡桃人去皮　破故紙炒

槐花各一兩半

右爲細末每服二錢清米飲點下溫酒亦得

乳香丸

腎虛骨節疼痛兼打撲傷折從高墜下跌撲傷損及治寒濕搏於骨節之間疼痛有時並皆治之

蒼朮五兩去黑皮炒　澤烏頭三兩生去皮臍　乳香一兩

天仙子炒黑　自然銅醋淬七返　黑牽牛微炒

官桂去皺皮已上四味各二兩二錢半

右件為細末水麵糊和丸如梧桐子大每服十九至十五九食前空心溫酒送下

淋渫藥 治腸風痔疾經久不差痔以成漏瘡口膿汁涓涓不絕及瘡內有蟲癢痛不止並宜淋洗之如瘡不破者用後方就上藥塗貼

威靈仙去土　荊芥穗去土　商枳殼炒去穰

乳香各一兩　鳳眼草二兩　細辛二錢半去苗

右為麤末每用藥三兩水一大升半同煎至一升濾去滓稍熱淋洗患處如冷後再溫熱更洗一

遍不用如洗罷用綿或熟白絹揩乾上藥如瘡

皺後不須上藥只淋洗

乾上藥 如瘡不破用前方淋漂訖用此藥塗之

馬牙消別研 馬勃各半兩 輕粉二錢半

右爲細末如瘡癢痛不破者觀瘡大小用藥末多

少津液調成膏擦於患處日用三五次

收陽粉 治一切虛汗盜汗自汗及漏風等諸證

藁本 麻黄根 白芷各半兩

米粉一兩半

右爲細末攪和匀紗帛包撲傳汗出腿兒痛處

五皮散　治他病差後或久痢之後身體面目四肢浮腫小便不利脈虛而大此由脾肺虛弱不能運行諸氣氣虛不理散漫於皮膚肌肉之間故令腫滿也此藥並宜服之

大腹皮　赤茯苓皮　生薑皮

陳橘皮　桑根白皮炒各等分

右件爲麤末每服五錢水一大盞同煎至八分去滓溫服不拘時候日進二服

淋渫藥山茱萸散　治腎氣虛弱陰囊多汗或冷腫痛不消或牽引少腹時發疼痛並皆治之

山茱萸　吳茱萸　硇砂飛

紫稍花　零陵香　藿香葉

丁香皮各半兩　木通　細辛

續斷　遠志　蛇床子

木鱉子　天仙子已上各三錢半

右爲麤末每用一匙水一椀煎五七沸先以熱氣薰然後浴宜蓋覆避風

淋渫藥丁香散與上治法同

紫稍花　丁香　肉桂

蛇床子　吳茱萸　細辛去苗已上各半兩

紅豆　川芎　莨若子

黑狗脊　藿香葉　甘松

山茱萸　蜀椒後炒已上各一兩　香附子

芫花　巴戟　木香

甜葶藶炒　香白芷　槐子炒

芸臺子　天雄炮裂不去皮已上各三分

右件為麄末每用酸漿水三升藥末一兩鹽少許煎五七沸漸漸乘熱小浴下部臨臥用之

淋浴九仙散　助陽退陰令堅頸急疾陰痿陽事不舉

附子炮裂去皮臍　蛇床子去土　石菖蒲

紫梢花　遠志去心　雄蠶蛾已上各一兩

浮萍草二兩　丁香半兩　韶腦半兩另研

右為麤末，每用水兩椀，藥末一兩，葱白一莖，細切煎至一椀半，乘熱淋洗，拭乾，仍避風冷。十年痿者十次見效。

桂香膏　治陰痿陽事不舉

桂去麤皮　牡蠣燒　蛇床子炒各半兩

細辛去土　零陵香各一錢半　胡椒四十九粒

麝香另研一錢

右同爲細末臨時每用一錢津唾調塗上立驗

紫稍花散與上治法同

紫稍花　母丁香　血竭研

牡蠣燒各半兩　桑螵蛸一兩　藁本七錢半

蛇床子三錢　舶上茴香一兩　晩蠶蛾三錢

南乳香

右爲麤末每用藥末三錢水二升煎三五沸去滓

熱淋洗

蛇床子散已上三方治法同

蛇床子　細辛　藁本

吳茱萸　小椒　枯礬

紫稍花各半兩

右件爲細末每用藥末半兩水三椀煎至兩椀臨卧稍熱淋渫

遠志散　治形中痛及囊縮津液不行

遠志去心　五味子焙　蛇床子各等分

右爲細末每用藥末五錢水三升入葱白三寸同煎三五沸去滓熱淋渫

淋渫藥與前治法同

蛇床子去皮揀淨四兩

右爲麤末每用藥一兩水二椀煎至一椀半去滓乘熱熏下部候通手淋浴臨睡用

丁香石燕子散 治腎經不足齒斷不固或動搖不牢或髭鬢斑白或陰痿陽事不舉皆可用之

丁香二錢 石燕子一對燒七遍醋淬 海馬一對刀上火煿香

舶上茴香炒用另研半兩 白礬水飛 龍骨燒紅各半兩

右爲末每用一錢擦左右牙後用溫酒送下臨臥時用

神應散 治諸瘡腫硬色白不潰疼痛不已

吳茱萸不以多少生用

右爲麤末燒烙卻用鹽包蓋之

浥疕散　治津液不收攝泄汗玄府不閉腠疏汗多不止宜用

滑石二兩　白芷半兩　寒水石粉半兩

黃丹生多少用顏色如桃紅爲度

右件並爲極細末和勻每用乾擦患處

三物膏　齒者骨之所終髓之所養若嗽嚥令液灾不干齒揩理無妨因風招病由此用三物膏揩擦令牙齒堅牢

柳枝　桑核　槐枝各剉一升

右三味以水二㪷同煎至一㪷去滓入好鹽一斤熬成膏磁合內貯臨臥揩牙妙

槐角丸 治腸風痔疾大便澁滯氣結不通飲食衰少面黃肌瘦或下血不止或在便前或在便後者並宜服之

槐角一斤麩炒令焦熟揀淨秤 黃耆剉 枳殼麩炒去瓤

熟乾地黃 當歸 防風各四兩

木香一兩

右爲細末水煮麵糊爲丸如梧桐子大每服六七十丸溫米飲送下不拘時候

湯腫湯　治諸腫痛不消或筋脈拘攣不能屈伸

蒲翁盈黄花地丁　枸杞苗　鷺鷥藤

升麻　葛根各等分

右爲麤末每用半兩水一升煎十沸去滓熱湯冷

則再暖

琥珀藥　治陰囊瘙癢不已及自汗不收

西琥珀六錢　枯白礬一錢　黄丹七錢

麝香四錢　龍泉粉二兩

右爲細末每用半錢摻在手心於患處擦

麝香丸　治婦人陰中久冷或成白帶淋瀝不斷久

無子息

零陵香　藿香各二錢　蛇床子半兩

吳茱萸　枯白礬　木香各三錢

麝香二錢半　丁香　韶腦各一錢半

不灰木　白芷各二錢半　龍骨五錢

右爲細末煉蜜和丸每兩作四十九丸每用一丸綿裹內陰中

薰蒸方　治腎氣衰少脾腎肝三經受於寒濕停於腿膝使經絡凝而不行變成脚痹故發疼痛此藥能和榮衛通經絡

小麥麩約四五升 小椒一把 鹽

葱白三大莖寸切 酒一盞 醋不計多少攪拌上件麩等濕潤為度

右件以銀器炒令極熱攤臥褥下將所患腿脚就臥薰蒸薄衣被蓋得汗出匀遍約半个時辰微去炒麩止就鋪褥中卧待一兩時辰以來覺汗稍解再用收陽粉撲傅汗孔畢然後出鋪臥中勿見風

淋渫藥雞冠散 治五痔肛邊腫痛或生鼠乳或穿穴或生瘡久而不愈變成漏瘡

雞冠花 鳳眼草各一兩

右爲麤末每用藥半兩水一椀半煎三五沸熱淋渫患處

流氣丸　治五積六聚癥瘕癖塊留飲已上此疾皆係寒氣客搏於腸胃之間久而停留不去變成諸疾此藥能消導滯氣通和陰陽消舊飲雖年高氣弱皆可服

木香　川茴香微炒　菖蒲

青皮去穰　蓬莪茂炒剉　紅橘皮去穰

檳榔　蘿蔔子　補骨脂微炒

蓽澄茄　縮砂人　神麴微炒

麥糵微炒 枳殼去穰巳上各一兩 牽牛微炒一兩半

右爲細末麵糊和丸如梧桐子大每服五十丸食後細嚼白豆蔻人一枚白湯送下

牡蠣散 治虛汗不止玄府不閉

牡蠣一兩銷鍋內盛用鹽泥固濟木炭火燒晝夜 定粉半兩研

右一處同研令勻及細用綿裹之擦於患處

御藥院方卷第八

癸巳新刊御藥院方卷第九

校勘無差

治咽喉口齒門

消毒散　治小兒瘡疹巳出未能匀透及毒氣壅遏雖出不快壯熱狂躁咽膈窒塞睡卧不安大便秘澁及治大人小兒上膈攻熱咽喉腫痛胸膈不利並宜服之

牛蒡子六兩爁　甘草二兩炙　荆芥穗一兩

右爲麤末每服一錢用水一盞煎至七分去滓溫服食後小兒量力少少與之如治瘡疹若大便

利者不宜服之

利膈散 治咽喉諸疾腫痛生瘡

黑牽牛炒 甘草炒各四兩 防風一兩

牛蒡子炒八兩

右件各慢火炒令熟與防風同爲細末每服二錢沸湯一大盞點藥澄清服不拘時候

如聖湯 治風熱毒氣上攻咽喉咽痛喉痺腫塞妨悶及肺壅咳嗽咯唾膿血胸滿振寒咽乾不渴時出濁沫氣息腥臭久久吐膿狀如米粥又治傷寒咽痛

桔梗一兩　甘草剉炒二兩

右爲麄末每服二錢水一盞煎至七分去滓溫服

小兒時時呷服食後臨臥

龍腦散　治咽喉腫痛皆因風熱在於脾肺邪毒蘊滯胸膈不利故發疼痛及急喉痹閉塞腫痛粥飲難嚥

硼砂　腦子　朱砂各一分

滑石細末半兩　石膏水飛二兩　甘草生取末炒少半錢重一字

右爲細末每服半錢用新汲水調服或乾摻嚥津亦得

龍腦破毒散 治不側急慢喉痺咽喉腫塞不通

盆消研細四兩 白殭蠶微炒去嘴為末抄八錢

甘草生為末抄八錢 青黛研八錢 馬勃末研三錢

蒲黃研半兩 腦子研一錢 麝香一錢

右同研令勻細用磁合子收如有病證每用藥一錢用新汲水少半盞調勻細細呷嚥如是喉痺即破出血便愈如不是喉痺自然消散也若是諸般舌脹用藥半錢以指蘸藥擦在舌上下嚥津如是小兒一錢作四五服亦如前法用並不計時候

漱口沉香散　治牙䐐熱毒之氣衝發齒斷腫痛或痓或差或發並宜服之

香附子八兩　沉香　升麻各一兩

華細辛半兩

右爲細末每用二錢水一大盞同煎至三兩沸去滓溫漱冷吐候赚不妨不計時候日用三四次

槐枝散　治牙齒腫痛牙斷宣露氣臭齒挺出時發疼痛常用去㾱牢牙

細辛去土一兩　蜀稍生二錢半　川芎

白芷各一兩

右爲細末每用半錢擦在牙痛處有涎即吐悮嚥無妨早晨臨臥日用一兩遍

天門冬丸 治上膈鬱熱咽喉腫痛脣焦舌乾腮頰生瘡解化痰毒並宜服之

天門冬慢火炙 玄參湯洗焙乾 牛蒡子炒各一兩

百藥煎 紫蘇葉各半兩 甘草炙

人參各一兩半

右爲細末煉蜜和丸如皂子大每服一丸噙化嚥津食後

漱口地黄散 治脾熱風熱上攻咽喉腫痛生瘡閉

塞不通或生舌脹

黃芩(八兩) 甘草(生二兩半) 荊芥穗(一兩)

薄荷葉(一兩)

右爲細末每用二錢水一盞入薄荷少許煎三兩沸去滓熱漱冷吐不計時候

硼砂散

治心脾風毒熱無發咽喉生瘡腫疼痛或子舌脹或木舌重舌脹至腫悶塞水漿不下

南玄參 管仲 白茯苓(去皮)

縮砂人 滑石(研) 荊芥穗

山豆根 甘草(生用) 青黛(研各半兩)

硼砂研三兩 蒲黃 薄荷葉各一兩

寒水石燒過研二兩半

右爲細末入研藥勻每服半錢新水調下或諸舌腫摻在舌上嚥津無妨不計時候

仙方地黃散 治牙齒黃色不白常用此藥令牙齒瑩白滌除腐氣牙齒堅牢斷槽固密黑髭鬢

猪牙皂角 乾生薑 升麻

槐角子 生乾地黃 木律

華細辛 旱蓮 香白芷

乾荷葉各二兩 青鹽另研一兩

右剉碎用鍋子內燒有青煙存性爲度用紗羅子重羅別研青鹽末和勻同入藥內每用少許刷牙䕩藥刷牙合口少時有涎即吐然後用溫水漱口早晨臨臥用

祛毒牛黃膏 治大人小兒咽喉腫痛舌本强硬或滿口生瘡涎潮喘急胸膈不利飲食難進

牛黃研二錢半 人參一兩 南琥珀

犀角屑取極細末 桔梗 生乾地黃沉水研已

上各半兩 雄黃飛二兩 川升麻

南玄參各三錢 蛤粉水飛四兩 南硼砂半兩

朱砂（飛研七錢）　鉛白霜（一錢）　腦子（三錢）

金箔（爲衣）　寒水石（燒赤去火毒三兩研）

右爲細末入研藥勻煉蜜和丸如小彈子大金箔爲衣用磁器內收每服一九濃煎薄荷湯溫化下或新汲水化服亦得食後日進三兩服更或噙化嚥津亦得

春冰散　治脾肺積熱咽喉赤腫疼痛

大黃（生一兩）　盆消（二兩）　薄荷

甘草（微炒各三兩）

右爲細末每服二錢食後新水一盞調服入蜜少

許亦得

消毒寬喉散　治急慢喉痺咽喉閉塞腫痛或舌本强硬滿口生瘡

寒水石生四兩　馬牙消　朴消各六錢

青黛半兩

右爲極細末每服二錢濃煎薄荷湯點勻熱漱咽喉內冷吐悞嚥不妨不計時候日用三五次

咽喉碧玉散　治心肺積熱上攻咽喉腫痛閉塞水漿不下或生喉癬重舌木舌腫脹並宜服之

青黛　盆消　蒲黃

甘草末各一兩

右同研勻細每用藥少許乾摻在咽嚥內細細嚥津綿裹噙化亦得若作丸沙糖和丸每兩作五十丸每服一丸噙化嚥津亦得

麝香朱砂丸 治咽喉腫塞閉痛或作瘡癬或舌本腫脹滿口生瘡津液難嚥

燒寒水石一斤煉淬 馬牙消七錢生用 南硼砂二兩

鉛白霜 龍腦各三錢 麝香二錢

甘草二十兩熬膏 朱砂一兩半為衣

右研極勻細用甘草膏子和丸如梧桐子大朱砂

爲衣每服一兩尤嚼化嚥津不拘時候

龍麝聚聖丹　治心脾客熱毒氣攻衝咽喉赤腫疼痛或成喉癬或結硬不消愈而復發經久不差或舌本腫脹滿口生瘡飲食難嚥並宜服之

川芎一兩　生地黄　犀角屑

羚羊角　南琥珀研　南玄參

桔梗　連翹已上各半兩拔粹方各五錢

馬牙消研　人參　赤茯苓去皮

升麻　牛黄研　麝香研

腦子研已上各三錢　南硼砂研一兩　鉛白霜研一錢

朱砂水飛半兩　金箔為衣五十片

右為細末煉蜜和為丸每兩作一十五丸用金箔為衣每服一丸用薄荷湯化下或新水化服亦得更或細嚼服并噙化嚥津皆可服食或臨臥日進三兩服

朱砂膏　鎮心安神及解熱損漱血等疾

金末二錢半　朱砂另研　珍珠末

生犀　甘草炙　人參

玳瑁已上各一兩　西琥珀另研　牛黃

麝香　龍腦　南硼砂

羚羊角　赤茯苓　遠志去心已上各半兩

蘇合香油　鐵粉各一分

安息香半兩酒熬去沙石另研入藥

右都爲末拌和煉蜜破蘇合油劑諸藥爲小鋌子更以金箔裹之磁器內收密封每服一皂子大食後噙化衛尉葉承得効幷阿膠　相雜服此藥活血安神更勝至寶丹每兩作五鋌子

胡桐淚散　治足陽明經虛風熱所襲傳流齒牙攻注斷肉則致腫結妨悶甚者與斷間津液相摶化爲膿汁宜用此藥

胡桐淚　石膽　黃礬

蘆薈各半兩　朱砂　細辛

當歸　牛膝　川芎各二錢半

亂髮灰　麝香各一錢一字　川升麻半兩

右件爲細末先以甘草湯漱口後用藥少許傅之

如常用少許揩齒去風退熱消腫化毒牢牙永

無宣露血疳之疾

增損如聖湯　治心肺風熱攻衝會厭語聲不出咽

喉妨悶腫痛並皆服之

桔梗二兩　甘草微炒一兩半　防風半兩

枳殼湯浸去穰二錢半

右件爲細末每服三錢水一大盞煎至七分去滓

入酥如棗大攪勻溫服食後

一捻金散　治牙齒疼痛

蝎梢二錢　川芎一兩　華陰細辛

香白芷各半兩

右爲細末每服少許以指蘸藥擦牙痛處吐津悞

嚥不妨不計時候

生地黃散　治牙齒疼痛

生地黃　升麻　川芎

華陰細辛擇淨 露蜂窩炒焦 防風已上各一兩

大皂角二錢去黑皮炙焦

右為麤末每服三四錢水一大盞入荆芥數穗同煎至八分去滓微熱漱冷吐食後或臨臥日漱三兩服

發聲散 治咽喉語聲不出

栝蔞皮細剉慢火炒赤黃 白殭蠶去頭微炒黃

甘草剉炒黃色各等分

右為極細末每服一二錢用溫酒調下或濃生薑湯調服更用半錢綿裹噙化嚥津亦得並不計

時候日三兩服

乳香膏　治蟲蚛牙齒疼痛去蟲止痛

乳香　雄黃　細辛淨

皂角炙有性各一錢　莽草　麝香各半兩

右爲細末鎔黃蠟和成鋌子看蟲竅大小塞在竅內上用少許綿子塡蓋之有津卽吐悞嚥不妨食後或臨臥

胡桐律散　牢牙止痛

胡桐律二錢半　生地黃　升麻各半兩

川芎一兩　白芷半兩　細辛二錢半

燒寒水石二兩研　青鹽研　麝香研各半錢

右爲細末每用少許擦牙痛處吐津悞嚥不妨日用五七次

仙方刷牙藥　烏髭鬢牢牙齒延年遲老

青鹽二兩半　堅訶子二十箇　芝麻粹五兩

夏蠶沙七錢　旱蓮草一兩半　皂角不蚛者去皮二兩

右同爲末醋漿水和丸如毬子大曬乾用新瓦藏瓶內盛藥用鹽泥固候乾留一小眼子出烟置一淨塼上用木炭火燒煙淡藥熟之後即出旋研如常刷之如已白者百日黑未白者半月見

效唯頻刷尤妙

莽草散　治牙齒痛烏髭鬢牢牙

莽草　生薑　柳枝皮白取

牛膝去苗　胡蒜子　生乾地黄

兎絲子　無食子　桐子漆

猪牙皂角已上各六兩

右件各剉如麻豆大入藏瓶鹽泥固火煅一日後入地一尺二寸深埋三復時取出露三夜不得見日氣研羅爲細散每用手指蘸藥於牙上旋擦

玉池散 治牙痛或動搖不牢

地骨皮 白芷 升麻

防風 細辛 川芎

槐花 當歸去蘆頭 藁本去土

甘草生已上各四錢

右件爲麤散每用抄三錢水一盞入生薑三片黑豆三十粒同煎至七分去滓熱漱冷吐

太和散 治牙齒動搖斷肉浮腫蟲蚛發痛

梧桐律 生乾地黃 白茯苓各半兩

華陰細辛 川芎 升麻

香白芷各三錢　麝香半錢　青鹽一錢

猪牙皂角燒存性二錢

右爲細末青鹽麝香另研拌匀每用藥少許以指

蘸藥擦牙病處常用去𤸷牢牙定疼止痛

發聲散　治語聲不出胸滿短氣涎嗽喘悶咽喉噎

塞

升麻　桔梗　川芎

桑白皮　甘草　羌活各一兩

馬兜零各半兩

右件爲細末每服一錢水一盞入竹茹薄荷同煎

至六分去滓食後溫服

甘露飲子　治男子婦人胃中客熱口氣齒齗腫悶宣露心中久熱不欲食喜眠睡及咽喉中有瘡並皆治之

熟地黃　生乾地黃　天門冬去心

麥門冬去心　黃芩　枇杷葉去心

石斛　枳殼麩炒去穰　山茵蔯

甘草炙各等分

右搗篩爲麤末每服五錢水一大盞煎至七分去滓溫服食後若齒齗宣露腫悶煎藥嗽之冷熱

皆可極効

地黄散　治風熱攻注陽明齒痛齗腫或血出宣露

生地黄一兩半　防風　細辛

薄荷葉　地骨皮　藁本各一兩

當歸　蔄草葉　荆芥穗各半兩

右同爲麤末每用四錢水一盞半煎至一盞去滓微熱漱口冷即吐之不計時候

當歸散　治血氣不調風毒攻注齒齗腫悶生瘡時有膿血或成齒漏久而不愈

當歸　牛膝生各一兩　細辛

丁香　木香各半兩

右爲細末每用指蘸貼於齒斷病處吐津嚥津不妨無時

蜜陀僧散　治齒斷宣露腫悶生瘡或有膿血

蜜陀僧　雄黃各半兩　石膽二錢

麝香一字

右爲細末每用少許乾貼患處吐津悞嚥不妨不計時候

消毒散　治齒斷并口脣生瘡腫痛

晚蠶蛾　五倍子　蜜陀僧各一兩

右件同爲細末每用少許乾傅瘡上有津吐去

麝香散　治斷頰口舌生瘡

麝香一分係一錢內十分中一分　乳香半錢　白龍骨一錢半

定粉二錢半　烏魚骨去皮微炙黃一錢半　檳榔生剉一枚

蜜陀僧半兩　寒水石燒赤三錢半　黃丹慢火微炒一錢

右件爲細末每用少許乾上瘡處有津即吐嚥無妨不拘時候日三五次上

槐白皮散　治牙齒動搖不住寒熱嚼物隱痛時發時止

槐白皮半兩　地骨皮　華撥

五靈脂各半兩　蛇床子微炒　乳香另研二錢半

麝香半錢另研

右爲細末入研藥令勻每用少許貼牙病處吐津惧嚥不妨如痛不已用藥末三錢水一盞煎令沸和滓熱漱冷吐並不計時候

立勝散　治牙齒腫悶疼痛宣洩諸陽毒氣行經絡鬱滯

藜蘆　猪牙皂角去皮炙　白礬生

雄黃研各一分　細辛　蠍梢各半錢

右同爲末每用一豆許嚼溫水隨患左右鼻內啗

石膽散　治齒斷腫痛生瘡或欲成疳乍差乍發

石膽三錢　胡桐律半兩　蟾酥半兩

輕粉炒一錢秤重半錢

右爲細末每用食後臨卧傅半字於患處貼吐津嚥不妨

黑牙縫刷牙藥香附子散

綠礬五錢一半生用一半鍋子内炒令煙放冷用　五倍子

訶子皮各五錢　香白芷三錢　甘松

栗蓬各二錢　棗核灰三錢　螺螄青者二錢

石膽五錢生鐵上試如銅　香附子四錢　麝香半錢

右件爲細末入麝香一味拌勻每日早晨先刷牙潔淨然後用藥刷溫水漱口候少時稍䓁方吐令牙縫黑牙板白牢牙黑髭鬢永不患牙痛

延齡散　牢牙齒定疼痛固齗腫益氣血黑髭鬢大有神效

澤烏頭　皂角去皮子　生地黃各兩

右三味同爲麄末用生薑自然汁和成團子用槐枝火燒令煙盡取出於淨地上用椀蓋一宿出火毒再搗爲細末入後件藥

細辛取末　青鹽各三錢　石膽

白礬灰　麝香各二錢已上五味各另研

右件入前藥中同研令勻細每用擦牙病處或用刷牙蘸刷亦得早晨食後臨臥日用三次有津唧吐悮嚥不妨

犀角升麻湯　治陽明經絡受風熱口脣頰車髮際腫痛及鼻額間連頭痛

犀角七錢半　川升麻五錢　防風三錢半

羌活三錢一字　川芎　白附子

香白芷各二錢半　黄芩三錢半　生甘草一錢半

右㕮咀都作一服水五盞煎至三盞半去滓分作

三服一日服訖其證必減如臟腑有些溏不妨

玉塵散 治大人小兒咽喉腫痛口舌生瘡

寒水石燒三兩 馬牙消枯一錢 鉛白霜半錢

南硼砂半兩

右爲細末每用少許乾摻口瘡上嚥津無妨不拘時候

青雪散 治魚骨鯁咽喉内不出并急慢喉痺

盆消二兩 白殭蠶去頭炒黃色取末一錢半

牙消三錢 甘草生取末一錢半 青黛二錢

右件爲細末每用二錢用井花水半盞調藥細

細呷服或少許頻乾摻嚥津亦得

細辛散 治牙齒疼痛

露蜂房 荆芥 細辛各等分

右爲麤末每用三錢水一大盞煎至七分去滓溫漱冷吐

一字散 治牙齒疼痛

蠍稍 細辛 露蜂房炒黄

高良薑 蓽撥 胡椒各半兩

右爲細末每用半字噙溫水隨痛左右鼻內搐更用半錢擦牙痛有津即吐慎嚥不妨不拘時候

露蜂房散 治牙齒疼痛經驗神効

大戟三兩 防風半兩 露蜂房炒黃

細辛各一兩

右件為細末每用五錢水一大盞煎至八分去滓

熱漱冷吐不拘時候

熟銅末散 治牙齒非時脫落令牢定

熟銅末一兩 當歸 地骨皮

細辛 防風各一分

右為細末和銅末同研如粉封齒日夜二三度三

五日牢定一月忌嚼硬物封齒是先塗藥在患

處用蠟紙封之

細辛湯　治牙齒痛久不差

細辛　華撥各等分

右爲麤末每用一錢水一中盞煎至七分去滓熱漱冷吐

華撥散　治牙齒疼痛神妙

華撥二錢　蠍稍　良薑各一錢

草烏頭尖半錢生不去皮

右爲細末指蘸擦牙痛處吐津慎嚥不妨

牢牙如聖散　牢牙齒止疼痛

石燕子三對燒七返醋淬　乳香另研　青鹽各一兩

細辛半兩

右爲細末每用以指蘸藥乾擦於痛處良久溫荆芥湯漱

宣牙膏　治牙齒動揺不牢疼痛不止

龍骨　定粉各二錢半另研　麝香一字

右件前二味爲細末後入麝香勻用黄蠟一兩磁盞内銷開入藥於内攪勻放冷取出熨斗燒熱鋪紙用藥攤之勻薄每用剪作紙條兒臨卧於齒患處齒斷間封貼一宿至次日早晨取出藥

每夜用之如此半月消牙齒腫悶生斷肉治疳蝕去風邪牢牙齒大有神妙

五倍子散 治牙齒搖及外物所傷諸藥不效欲落者

川五倍子半兩 乾川地龍去土半兩微炒

右爲細末先用生薑揩牙根後以藥末傅之五日內不得攻硬物如齒初折落時熱黏齒槽中貼藥齒上即牢如故

代針散 治咽喉腫痛氣息難通

硇砂爲君少許 白礬爲臣皂子大 牙消一錢三

消石四兩 黃丹半兩五分 巴豆六枚六甲

右件甆磁罐子一个先煨令熱後次第漸又下藥巴豆逐个咬破後有火焰盡更入一箇續入蛇退皮一條爲之七擒以火養成汁後結硬乃成也每用少許以竹筒子吹在患處忌雞犬婦人見之唯臘月合之

白龍散 治大人小兒咽喉腫痛滿口生瘡

西硼砂一錢 鉛霜 腦子各一字

寒水石一兩水飛

右爲細末每用少少許乾摻舌上嚥津不拘時候

青龍散　治咽喉壅痛妨悶

石膏八兩　朴消　甘草生各一兩

青黛半兩

右爲細末每服二三錢煎薄荷湯調勻熱嗽冷吐不拘時候慢嚥不妨

硼砂散　治心風熱毒克發咽喉生瘡腫痛或木重舌脹或紫舌脹至腫悶塞水漿不下

南玄參　管仲　白茯苓去皮

縮砂人　滑石末　荆芥穗

山豆根　甘草生各半兩　南硼砂三兩

鄆州薄荷葉一兩

右件除研藥五味外擣羅爲細末同合和勻每服半錢新水調下或摻舌上嚥津無妨不計時候

漱毒散　治風熱攻注牙齒疼痛久而不愈

薄荷葉三錢　荊芥穗半兩　細辛一錢

地骨皮去蘆一兩

右件爲麤末每用七錢水二盞煎至一盞半去滓食後溫漱冷吐

升麻散　治牙齒疼痛生斷肉去熱毒解外風

升麻　當歸切洗　防風去叉各一兩

藁本去苗　甘草炙　白芷

細辛去苗葉　芎藭各半兩　木香一分

右件擣羅爲散更於乳鉢中研細塗貼齒斷麤者以水二盞藥五錢煎五七沸去滓熱漱冷吐愼嚥不妨

獨活散　清頭目發散風熱治陽明經不利邪毒攻注牙齒斷肉虛浮宣露齦下動搖發痛又治偏正頭痛漸漸攻注眼目或發疼痛視物不明其藥功效不可俱述

川芎　獨活　羌活

防風各半兩 華細辛二錢 荊芥

鄆薄荷 生地黃各三錢

右件為麤末每服三錢水一盞煎至八分去滓溫服食後日進三兩服

華撥散 治牙齒疼痛

良薑 胡椒 華撥

細辛各等分

右為細末每用少許噙溫水隨痛處鼻內搐

獨活散 治牙痛不可忍諸藥不效者

獨活去土二兩 華細辛根去土一兩

右爲麤末每用五錢水二盞入荆芥一穗同煎至一盞去滓熱漱冷吐無時宜先用丁香散擦後用此藥漱三兩次

青龍散　治陽明經風熱齒斷腫痛

青黛三錢　薄荷葉二錢　細辛
盆消　川芎　香白芷各半兩

右爲細末以指蘸藥擦齒腫處吐津惧嚥不妨不計時候

五靈膏　治牙齒動搖

五靈脂半兩　松脂　黃蠟各一兩

黄丹一分　蟾酥半字

右件藥同於磁器中以慢火熬成膏用白熟絹上攤候冷剪作片子每夜貼於斷上有津即吐悞嚥無妨此藥臨卧時用一次於惡硬物底一个牙根兒下裹外貼之亦不甚悶若是牙兒堅固自然得力不惡硬物也

射干散　治咽喉中如有物妨悶噎塞疼痛悶亂嚥物不下

射干　犀角屑　桔梗

川升麻各三分　訶棃勒皮　紫蘇子炒

赤茯苓 枳殼去瓤麩炒 檳榔各一兩

甘草炙剉 赤木通剉 木香各半兩

右件擣羅爲麤末每服三錢水一中盞煎至八分去滓溫服不拘時候

柳豆散 治齒齗風腫去齒根下熱毒

赤小豆炒熟 黑豆炒熟各一合 柳枝剉一握

地骨皮一兩 柳蠹末半合

右件擣篩爲散每用四錢水一大盞煎至七分去滓熱漱冷吐不拘時候

血竭散 治牙定痛治牙根疰悶連腦骨疼痛久而

不愈

血竭　石膽　乳香

五靈脂　蜜陀僧已上各等分

右各另研極細再同研勻每用一字指蘸塗貼牙病處候少時用溫荆芥湯微漱有津吐去慎嚥不妨

地骨皮湯　治牙齒疼痛喫物不得

地骨皮一兩　細辛去苗葉半兩　生乾地黃一兩

戎鹽一分研

右四味麤擣篩每用五錢匕以水二盞煎三五沸

去滓熱漱冷吐以差爲度

丁香散 治牙齒疼痛

丁香 華撥 蠍稍

大椒各七箇

右爲細末每用少許以指蘸藥擦於牙痛處有津

即吐

柳枝散 治牙齒諸疾常用牢牙去風甚效

柳枝 槐枝各長四寸一握切碎 鹽四兩

皂角七鋌不蛀者

右同入磁瓶中黃泥固濟糠火燒一宿後冷取出

研細擦牙用如前法石佛庵主年七十餘云祖上多患牙疼脫落得此方效數世用之齒白齊密乃良方也

乳香定痛散　治牙齒疼痛

玄胡索　紅豆各二十箇　乳香半錢

青黛二錢　盆消半兩　麝香一字

右爲細末每用少許以指蘸藥擦於牙齒痛處有津即吐惧嚥不妨如痛甚用藥一字嗆溫水隨疼處鼻內嗃

三聖散　治牙齒疼痛久不已

細辛剉一兩　荊芥穗剉二兩　蒼耳莖剉三兩

右三味並㕮咀每用半兩水三大盞煎至一盞半

去滓熱漱冷吐慢嚥無妨以痛止爲度

玉池散　治牙齒疼痛不可忍

寒水石燒通紅研細一兩　細辛去苗葉土　胡椒各半兩

荊芥穗二錢半

右件爲細末與寒水石一處再研令細勻用軟刷

牙如常刷牙使用日用三二次

立效散　治牙疼不可忍

百草霜研細　滄鹽研細各一錢　麝香揀去皮毛另研極細半錢

乳香研細半錢

右件一處再研勻細每用少許口噙溫水隨牙疼一邊鼻內嗃之用無時

升麻散 治牙疼

升麻　荊芥穗　川芎

細辛去苗葉土　防風各半兩　露蜂房一錢

椒去目微炒

右為麤末每用三錢水一大盞煎三兩沸去滓溫漱冷吐

補骨脂散 調養氣血治牙齒疼痛久不已

補骨脂二兩　青鹽半兩

右二味同炒令微爆為度候冷取出擣為細末每用少許以指蘸藥擦於牙齒疼處有津即吐悮嚥無妨每日丁香散與補骨脂散相間使用

香附子散　治牙齒疼痛往來不歇

草香附子四兩　細辛半兩

右為麤末每用二錢水一盞煎至八分去滓稍熱漱冷吐

追風散　治牙齒疼痛不止

川薑炮製　川椒去目各等分

右爲細末每用以指蘸藥無時擦牙痛處後用鹽湯漱之

蒟醬散　治牙齒疼痛發作往來不久已

蒟醬　細辛各半兩

大皂角一鋌去皮子青鹽每竅隙滿火燒存性細研用

右件爲細末如痛時用軟刷牙蘸藥刷痛處次用蔄草葉散通口

蔄草葉散　治牙齒疼痛

蔄草葉　胡桐淚　升麻各一兩

槐枝二兩

右爲麤末每用一兩水二盞煎至一盞半去滓通

口漱渫

地龍散　治牙齒疼痛

地龍去土　延胡索　華撥各一分

右爲細末如左牙疼用藥一字新綿裹納左耳中

右邊牙疼納右耳中其疼必止

藁本散　治牙齒疼痛

藁本一兩　川芎　細辛各半兩

胡桐律三錢　白礬灰二錢

右爲細末每用一捻蘸藥擦牙病處吐津悞嚥不

妨無時

漱風散 治牙齒疼痛并斷腫

荊芥穗 藁本 細辛

香附子各等分

右為麤末每用五錢水一盞半煎至一盞去滓熱

漱冷吐不拘時候

草烏頭散 治牙齒疼痛動搖不穩用之辟風邪能

令病牙易落

草烏頭一兩炒令紫黑色 細辛一錢

右為細末每用少許擦牙病處後用手左右搖動

日用三五次有津即吐慎嚥不妨

地黃餅子　治牙齒痛

地黃五斤

右一味淨揀去苗於甑內蒸先鋪布一重以上二層密閉令熟出暴之當日乾如經三度以生地黃汁二升灑之却暴乾然後搗爲餅子每服一餅噙化嚥津一治齒二生津液三變白髭鬢爲黑其功極妙

土蒺藜散　治牙齒疼痛齗腫動搖

土蒺藜去角生用不以多少

右爲麤末每服五錢淡漿水半椀煎七八沸去滓入鹽末一捻帶熱時時漱之別無所忌然雖藥味不衆蓋單方之藥取效急速兼神仙秘指云若人服蒺藜一年已後冬不寒夏不熱服之二年老者復少髮白重黑齒落重生服之三年輕身長生今雖不作湯散服餌久而漱之其驗亦同

一字救苦散　治牙疼

香白芷一兩　草烏頭半兩去皮臍心白者用必黑不用

雄黃一錢半另研

右件爲極細末與雄黄拌勻每服用藥末少許擦於患處待少時以温水漱立止

二聖丸　治牙齒動搖疼痛

川烏頭（生用，半兩）　蒼朮（去皮，一兩）

右同爲細末醋麵糊丸如梧桐子大每服七丸食前鹽湯下忌熱物少時

槐枝八仙散　治牙齒疼痛

新槐枝（取東引者五握，細剉，對本人秤重一兩半）　生乾地黄

地骨皮　梧桐律　莽草（各一兩）

細辛（去苗，半兩）　青鹽　乳香（各二錢半，另

右件八味除槐枝乳香青鹽外同爲細末另入槐枝乳香青鹽攪勻停分作八服每服用水三盞煎三沸去滓帶熱緩緩漱之候瞇無妨令即吐去大止牙痛痛愈更不宜再漱忌甘甜之物

胡桐律散　治齒斷腫悶宣露血出

胡桐律　川芎　細辛　白芷各半兩　生地黃一兩　青鹽二錢半研　寒水石燒通赤出火毒二兩

右件同爲細末每用塗貼患處吐津候瞇不妨無時日用五七次

柳枝湯　治齒根宣露動搖疼痛

柳枝一握　地骨皮　防風去蘆頭

杏人湯浸去皮尖　生地黃切　蔓荊子

細辛各一兩　青鹽半兩

右件爲麤末每用藥一兩酒水各一盞煎至一盞

去滓熱漱冷吐不拘時候

石膽散　治牙齒斷肉褪縮虛浮時有膿汁牙齒動

搖疼痛

胡桐律　黃礬燒過　朱砂

升麻各半兩　石膽　華細辛淨

當歸剉　牛膝剉　川芎
棘刺炒　地龍去土燒已上各三錢　乳香
麝香各二錢半　龍腦一字

右爲極細末每用藥少許傅擦牙斷上吐津悮嚥不妨早晨臨卧并每食後日用五六次

二勝散　治齒斷成褪或脹牙齒動摇疼痛

甜葫蘆子晒乾八兩　牛膝剉四兩

右爲麤散每用五錢水一盞半煎至一盞去滓微熱漱多時吐之悮嚥不妨食後并臨卧日漱二四服

檳榔散 治牙齒疼痛連斷頰俱腫去風熱消腫痛

檳榔 荆芥穗 蔄草

升麻 羌活 藁本

木香 細辛各半兩

右八味並不見火生擣羅爲細末每用半錢傅在腫痛處吐津慢嚥無妨不拘時候

香芎散 治牙齒動搖疼痛

川芎 羌活 細辛

防風 蔄草 郁李人湯浸去皮尖已上八兩

右同爲麤末每用五錢水一盞半煎三五沸去滓

熱漱冷吐不拘時候

升麻丸　治陽明經有熱攻注牙齒腫痛疎風毒

升麻　細辛　防已

羌活去蘆頭　枳殼麩炒去瓤各一兩　大黃微剉炒

麻人研　牽牛炒取末

大腹子煨剉　郁李人生去皮各三兩

右爲末煉蜜和丸如梧桐子大每服三十丸食前溫酒下

人參清肺散　治脾肺不利風熱攻衝咽喉腫痛嚥物妨悶

人參去蘆頭　甘草生　山梔子

盆消各一兩　薄荷葉　黃芩兩

川大黃生各一兩半　連翹三兩　黃連五錢去鬚

白附子七錢去皮

右為麤末每服五錢水一盞半煎至一盞去滓食後溫服

救生散　治咽喉閉塞氣息難通

雄黃另研　藜蘆　豬牙皂角生去皮尖

白礬生用另研各二錢

右除研藥外為細末入研藥同研勻細每用一字

嗃兩鼻內出黃水為效

開關散　治纏喉風氣息不通

白殭蠶直者去頭炒半兩　枯白礬一兩

右為細末每服三錢生薑蜜水調勻細細服之不拘時候

犀角散　利咽膈下痰

大黃二兩　荊芥穗一兩半　甘草二兩

薄荷半兩

右為麤末每用四錢水一大盞煎三沸去滓溫調青雪散三錢細細服食後

中都惠民司無名兒藥　治咽喉閉疙疸堵塞不通氣水米難下至危者

牽牛四兩一半生川一半熟用　鼠黏子一兩　防風七錢半

甘草生用　枳殼麩炒去瓤各半兩

右爲細末每服五錢沸湯點服不拘時候

鼠黏子散　治時行熱毒攻發咽喉及頸外腫痛

鼠黏子　馬牙消　寒水石生各一兩

大黃生半兩

右爲細末每服三錢蜜水一盞調勻和滓服不拘時候

五痹散 治咽喉腫閉不通

白僵蠶直者去頭微炒 大黃生各一兩

右同爲細末每服五錢生薑自然汁三分溫蜜水七分調勻細細服

茯苓散 治牙齒疼及牙齗腫痛

白茯苓去皮一兩 細辛去苗 香白芷各一兩

寒水石生用研四兩

右件爲細末每用少許擦牙痛處含口良久吐去津然後用溫水漱之不拘時候

如聖散 治時氣纏喉風漸入咽塞水穀不下牙關

緊不省人事

雄黃（細研）　藜蘆（厚去皮用心並生用）　白礬（飛）

猪牙皂角（去皮炙黃各等分）

右件擣羅爲細末每用一豆各鼻內嗃之立見效

烏犀湯　治口舌生瘡

犀角屑　羚羊角屑　丹砂（研）

黑參（各三分）　黃耆（剉）　升麻（各半兩）

大黃（剉）　射干（各一分）　生乾地黃（焙）

天門冬（去心焙）　甘草（炙剉各一兩）

右件藥擣篩每服三錢匕水一盞煎至六分去滓

食後服

黑參丸　治口舌生瘡久不愈

黑參　天門冬去心焙　麥門冬去心炒各一兩

右件爲末煉蜜和丸如彈子大每以綿裹一丸噙化嚥津

甘桔湯　治胸中結氣咽喉不利下一切氣

桔梗　杏人湯浸去皮尖麩炒各二兩　甘草炙一兩

右㕮咀每服五錢水一盞半煎至一盞去滓微溫時時服

應痛散　治陽明經有風熱攻注牙齒疼痛

細辛　白芷　升麻各錢

南硼砂一錢　川芎五錢　鉛白霜

龍腦各一錢　麝香半錢

右爲細末頻擦牙痛處吐津悞嚥無妨不拘時候

升麻散　治陽明經受風邪入齒牽引牙槽疼痛不止

升麻　香附子　細辛

莽草各等分

右同爲細末每用三錢水一盞煎至七分去滓熱漱冷吐日用三四度

牙藥麝香散 牢牙齒止疼痛養氣血黑髭鬢

綠礬枯 石燕子燒通赤醋淬七返

生地黃 青黛各半兩 青鹽二錢

石膽炒三錢 五倍子一兩二錢 訶子皮

何首烏 龍骨各四錢 白茯苓一兩

縮砂人八錢 甘松四錢 零陵香

藿香葉各六錢 百藥煎一兩 細辛二錢

龍腦 麝香各二錢半

右爲細末每用以刷牙蘸藥刷牙齒上待少時用溫水微漱早晨食後或臨臥日用三兩次

清上防風散 治上焦不利風熱攻衝氣血鬱滯牙齒悶痛斷肉虛腫鼻塞聲重頭昏目眩並皆治之

防風 細辛去苗葉 薄荷葉各一兩

川芎七錢 獨活去蘆頭 荊芥穗

天麻 甘草炙 白檀

白芷已上各半兩 片腦子一錢另研

右同爲細末入腦子再研勻細每服二錢淡茶清調勻稍熱漱冷吐不計時候如覺頭昏目痛牙齒腫悶用熱茶清調三錢食後服亦得

地黃膏 治風牙齒斷腫痛熱毒上攻連頰腫

當歸切焙半兩　白芷　細辛各二錢半

鹽花一錢　生地黃汁五合

右件前四味為細末以地黃汁於銀石器內慢火熬成膏塗患處日用三五度

青金散　治心肺客熱上攻咽喉腫痛生瘡舌本強硬妨悶不利

南硼砂一兩另研　薄荷二兩　甘草七錢半炒

百藥煎三錢　馬牙消枯另研　青黛另研各半兩

紫河車二錢半　白殭蠶直者去頭微炒取末一錢半

腦子半錢另研

右除件藥外同爲細末入研藥再研勻細每用少許時時乾摻舌上細細嚥津

桔梗湯　治咽喉疼痛如有物妨悶

桔梗二兩剉　半夏湯洗七返切焙一兩　人參去蘆頭

甘草炙剉各半兩

右四味麤擣篩每服三錢加至五錢匕水一大盞入生薑五片同煎至六分去滓溫服食後臨臥

涼膈甘露丸　治咽喉疼痛多痰

南硼砂研半錢　丹砂研一分　龍腦一字

甘草一兩半炙　川百藥煎搥碎焙乾研一兩

右爲細末研匀用糯米粥清和丸如梧桐子大無時嚼化一丸

消毒犀角飲子 治大人小兒內蘊邪熱咽膈不利痰涎壅嗽眼赤臉腫腮項結核癰腫毒聚遍身風疹痱毒赤瘤及瘡疹已出未出不能快透並皆治療

鼠黏子四斤炒香　荆芥穗二斤　甘草一斤炙

防風半斤去蘆頭

右件爲麁末每服三錢水一盞煎至七分去滓溫服食後小兒疹豆欲出及已出熱未解急進此

藥三四服快透肌消毒應手神効

牙藥麝香散　治牙齒不牢固去一切疳蝕黑牙縫

去腐臭

綠礬微炒一兩　石膽炒二錢　五倍子去蚌穰一兩二錢

訶子皮　何首烏　白茯苓去皮

白龍骨　甘松去土　藿香葉各四錢

縮砂仁八錢　零陵香六錢　百藥煎一兩二錢

細辛去苗二錢　麝香研一兩

右件爲細末入研者令勻先用熱漿水漱口每用

藥少許擦牙含口少時後用熱水漱口每日早

晨用

石燕子散　治牙齒風冷疼痛及牙斷不密固

石燕子五對緊小者火燒醋淬七遍研　茯苓去皮五兩

寒水石燒過去火毒秤半斤　細辛揀淨　香白芷各兩

右爲細末入研藥勻每用藥半錢以指蘸藥擦牙斷上合口少時後用溫鹽湯微漱一兩口存藥性食後或臨臥日用一兩遍

牢牙石燕子散　治牙齒斷肉不固及腎弱齒疎或血出侵蝕

石燕子一十對火燒醋淬七返後再燒一次去醋氣細研

青鹽研 麝香研各一錢

右合研勻細每用藥半錢以指蘸藥刷擦牙齒上合口少時後用溫酒漱嚥如不欲嚥吐出不用無妨早晨只用一遍

加減牙藥麝香散 治腎氣虛弱故齒者及骨之所終髓之所養也若腎氣實則骨髓堅固齒無病矣

綠礬枯一兩 石膽炒二錢 五倍子一兩二錢

訶子皮 何首烏 龍骨

藿香葉 甘松已上各四錢 白茯苓去皮一兩

縮砂人八錢 零陵香六錢 百藥煎一兩二錢

細辛二錢 生乾地黃 青黛研

龍腦研 麝香研已上各半兩

右爲細末入研藥勻如常法用藥少許用刷牙蘸藥刷牙齒上合口少時後用温水漱口吐之每日早晨用

二色漆牙藥 治牙縫疎及牙瑩淨黑牙縫

五倍子二錢 訶子四錢已上爲末

黃丹一錢與上同研已上係是紅牙藥 綠礬生用一錢

銅綠半錢二味同研令勻細研已上係是青牙藥

右每日早晨洗漱罷用荆芥枝兒蘸紅牙藥於牙

縫內上一次後却蘸青牙藥於紅牙藥上傅之後少時用溫漿水微漱一兩口即休

白牙藥升麻散　治風牙疼痛及牙斷腫硬不消

川芎四錢　升麻　藁本

石膏　白芷各一兩　皂角一兩燒存性用秤二錢二分

細辛六錢

右爲末紗羅三度每用刷牙蘸藥少許刷牙用溫水漱之

白牙藥真珠散　治齒斷宣露牙黃黑不白

真珠一錢半　白檀三錢　石膏二兩

烏魚骨半兩　白石英半兩　浮石半兩

朱砂　香白芷　川芎

川升麻各二錢半

右件爲細末每用少許以指蘸藥擦牙合口食久吐津後用溫水漱口

白牙藥　治牙齒黄黑不潔淨

零陵香　香白芷　青鹽

升麻各半兩　細辛二錢　麝香另研半錢

砂鍋細末　石膏細末各一兩

右除砂鍋石膏麝香三味外同爲細末入砂鍋等

三味同研勻每日早晨以指蘸藥擦牙後用溫
水漱口

會仙救苦丹　治咽喉閉塞不通有効嚥物

揀甘草炒一兩　縮砂仁炒　白茯苓各半兩

烏魚骨　寒水石燒一兩　管仲半兩

南硼砂一錢　白殭蠶一兩　麝香少許

象牙末一錢

右件爲細末重羅麵糊爲丸如雞頭大用朱砂爲
衣每服一丸噙化嚥津勿得非傳此方　和取
庚申甲子日

柳花散 治口舌生瘡

玄胡索一兩 黃蘗去粗皮 黃連各半兩

青黛另研二錢 密陀僧另研三錢

右為細末每用傅貼口瘡上有津即吐食後臨臥用

牙藥方 治腎氣不足齒斷不固黑牙縫及髭鬢牢牙

訶子 沒食子各四兩 五倍子三錢

細辛 甘松 零陵香

麝香另一錢 綠礬一兩炒另研 白茯苓二錢

百藥煎半兩 橡斗兒五箇 青鹽少許

金絲礬半兩

右件除麝香碌礬二味另研其餘極細然後入諸藥拌勻稍熱水漱每日兩次用藥半錢刷牙髭鬢牢牙齒白間黑其功効不可具述

雄黃膏 治齒痛不已

雄黃二錢 乳香 沒藥各一錢

麝香半錢

右四味同研爲細末鎔黃蠟爲丸安在牙蟲蝕竅中

定痛散　治牙風疼痛立効

華細辛生半兩　香白芷生一兩　川烏頭生一兩

乳香三錢

右爲細末每用少許擦牙痛處有津吐之噙津無妨

生肌桃紅散　治齒斷內血出并有竅眼時時吐血

寒水石粉三兩　朱砂飛二錢　甘草炒一字

腦子加一字不用

右爲細末每用少許乾捻有竅處

師巫雲膏　治髮鬢黃白不黑

膽礬　五倍子　百藥煎

訶子　青胡桃皮　酸石榴皮

木瓜皮　猪牙皂角　何首烏

細辛已上各等分

右為極細末煉蜜和丸如小錢大常於木炭灰內培養勿得離灰如要烏髭時用好熱酒磨化開撚髭上如烏鬢時用好熱醋磨以掠頭刷鬢上

陳希夷刷牙藥 進華山陳希夷先生牢牙烏髭鬢藥元在碑記上有此方

牢牙齒烏髭鬢

豬牙皂角及生薑　西國升麻熟地黃

木律旱蓮槐角子　細辛荷蒂要相當
青鹽等分同燒煉　研煞將來使最良
擦齒牢牙髭鬢黑　誰知世上有仙方
右件十味各二兩除青鹽一味外其餘藥味並剉
碎用一新瓦罐兒內盡盛其藥又用瓦子蓋合
罐兒口子以麻索子繫定上用鹽泥固濟約厚
半寸許曬乾穿一地坑子方濶二尺約深七寸
先放一新方塼後安放藥罐子以口向下坐用
木炭火一和燒令透後青煙出稍存其性去火
放經宿取藥出煞研為細末每用刷牙子蘸藥

少許刷上下牙齒次川溫水漱之每日早晨臨臥時用一次於內旱蓮葉如馬齒花如星宿升麻形如鷄骨其色青綠此二味藥本出京兆府

奴婢高邦才謹言牢牙烏髭鬢之藥古今方論甚多少有曾經驗者奴婢在私家之日實緣此藥常是與人修合使用親經効驗畧言如後

有祐德觀景碧虛先生常川此藥年徃八十巳上面若童子髭鬢甚黑齒落重生儀師顏亦識此人

明昌二年有統軍司書表姓大年紀五十歲巳

上髭髮本生來黃色因患牙疼用此藥兩月髭髮皆變黑色更不脫落

貞祐二年陝西安撫事老兎患牙疼數月用此藥痊可至今常用

曾經效驗者歷歷甚多不敢盡言

如聖丸 治咽喉腫痛水漿不下

甘草生用 桔梗各一兩 牛黃

腦子各一錢

右爲細末煉蜜和丸每兩作二十丸每服一丸噙化細細嚥津不拘時候

訶子散　漆牙藥牙縫黑

綠礬二兩研　銅綠二錢研已上二味係青牙藥先上

五倍子末六錢　訶子皮取末一兩半

黃丹五錢已上係是紅牙藥後上

右件先用前二味牙縫中上了後少時再用後三味依前上封裹少時用溫漿水漱

如神散　治舌腫强及斷腫不消

露蜂窩　椒末　青鹽各等分另研爲末

右件每用各抄一錢和勻用水一盞半煎至八分去滓熱漱冷吐藥盡爲度

沉香散　揩齒瑩淨令白及治口臭牙（是揩藥）

沉香　麝香（各一錢）　細辛（半兩）

升麻　藁本　藿香葉

甘松　白芷（各二錢半）　石膏（四兩）

寒水石（二兩）

右為細末

常使齒藥玉池散　治牙齒垢膩不淨潔

升麻（去土）　藁本（去土）　甘松（去土）

蕑草　香白芷　川芎（已上各一兩）

華細辛（去苗葉并土秤二兩）　生乾地黃（焙乾二兩）

地骨皮一兩揀淨稱　皂角刮去皮燒存性稱三兩

麝香一錢揀去毛皮另研細　青鹽二兩

右件爲細末入另研者一處再研勻細每日早晚

揩牙如常使川

柳枝湯　治牙根宣露動搖疼痛

羌活　獨活　地骨皮

防風去蘆頭　柳枝皮各一兩　小椒半兩去目

蒼朮八兩揀淨去粗皮

右件爲細末每用二錢水一盞入柳枝黑豆少許

同煎至七分去滓熱漱冷吐食後日三二次

吹喉散 治喉痺腫硬水漿不下

白礬一兩 半夏七枚 巴豆七枚

右件鎔白礬生半夏巴豆在汁中候汁乾例爲細末吹入喉中

青硼砂散 治咽喉赤腫疼痛不消有妨飲食

防風去蘆頭 白茯苓去皮 五倍子去穰

牙消各四錢 甘草二兩半 薄荷葉四兩

白礬 紫河車各四錢

右件爲細末每用半錢摻於患處如咽喉疼痛用齏水調半錢溫服

嗃藥斬邪散　治喉川腫痛不消及痰盛氣不宣通

藜蘆七錢去苗　川芎半兩　細辛二錢半去苗葉

草烏頭尖一十箇

右爲細末每用少許鼻内嗃之

雄黄散　治牙齒動搖脫落蜻黑歷蟲時發疼痛漸至損壞

川升麻　吳白芷　川芎

生乾地黄　猪牙皂角燒存性上各一兩

寒水石燒通赤　白茯苓去皮二兩

華陰細辛去葉洗三錢　青鹽　麝香各一錢

胡桐律　雄黄末各三錢

右爲細末每用半字醮藥擦於患處又煎漱渫吐嚥不妨

御藥院方卷第九

癸巳新刊御藥院方卷第十

較勘無差

治眼目門

吹鼻碧玉散　治邪熱攻衝目睛疼痛

消石半二錢　龍腦　青黛各一錢

右三味合研令細每用一豆許𠵽兩鼻內

七仙丸　治肝腎俱虛眼常昏暗多見黑花或生翳障覩物不明迎風有淚久服補肝腎增目力

兎絲子酒浸另研為末五兩　蓯蓉酒浸去皮切焙乾一兩炒

芭戟去心一兩　車前子　熟乾地黃

枸杞子各三兩　甘菊花揀淨四兩

右爲細末煉蜜爲丸如梧桐子大每服三十丸至五十丸溫酒送下鹽湯亦得空心食前

通腦散　治目赤腦熱

寒水石燒通赤過研細二錢　腦子另研細一錢

南硼砂另研一錢　盆消另研細一錢

右件再一處研勻極細每用少許鼻內嗃無時用

菊花散　治眼目暴赤生瘡赤腫疼痛目自淚出

薄荷去土三兩　甘草微炒二兩　大黃去皮和

芒消各一兩　甘菊花去枝杖并土　縮砂人各半兩

右爲細末每服三錢茶清調服和滓食後

石膏散　治腦熱鼻寒頭目昏重

石膏（水飛）三錢　龍腦（一錢）另研

右二味細研每用少許鼻內搐之

生地黃湯　治眼暴赤纔發或經一二日赤痛澁隱不開

淡竹葉　草决明　黃芩（各一兩）

生乾地黃（二兩）　赤芍藥（半兩）

右爲麤末每用五錢水三盞煎五七沸絹濾去滓乘熱洗眼冷即止日用二次

金絲膏 治內外障眼赤筋瘀肉瘀血翳膜遮障昏澀多淚及治一切病眼

宣黃連 川黃連並用竹刀去鬚 黃蘗去粗皮各半兩

黃丹羅過三錢匕杵重三錢 青鹽二錢 明乳香研一分

沒藥 硇砂各半錢 燈心長者白三百根

青州大棗二十四个 新丁香四十九粒重一錢

真白蜜四兩煉濾過

右件除蜜外並剉碎溫湯急浴過控乾仍不得犯銅鐵器內井花水一升銀石器或砂銚子內慢火熬慎勿火緊候熬至一盞以來以生絹濾去

滓放冷入蜜再入銀石器或砂銚子內熬至七分再濾入於乾淨磁器中密封勿令透氣於簷下滴漏處掘深一尺埋之用水一桶照滴漏簷於埋處坑子上猛傾下次日取出再入

生龍腦　好麝香各半錢　南硼砂

馬牙硝各一皂子大

右四味同研極細入前膏中每點粟米大

白龍散　去翳膜昏澁每用少許鼻內嗃如點少用

大有神效

川芒消五兩

右除黑黃脚不用用眞白如雪者用銷金銀鍋子內盛用新瓦蓋口又有熟炭火約及秤用一小塼火內存放先燒塼熱然後下藥在鍋塼上四面有火慢慢微微近前至鍋攛蓋良久鍋內有聲定先去頂上火并瓦鍋中覷不沸顯清明汁外用鐵器或金銀器亦得用鐵鈴鈴出鍋傾藥汁在器中凝潔如玉色者成也若用時少少研細膩入片白龍腦各等分任用通頂點眼

龍腦硼砂散　治頭目風熱

龍腦半兩　南硼砂一兩

右研極細每用少許兩鼻內嗃之

金蓮散 治風熱攻眼目赤眵淚昏澁

黃連去鬚 當歸去蘆頭 赤芍藥各一兩

右㕮咀每用三錢水三盞煎三兩沸綿濾去滓澄

清熱洗眼不以時候

青金散 治風熱清腦明目

龍腦 青黛各一錢 薄荷葉

盆消各一錢 乳香一字

右爲細末每用半字鼻內嗃

五黃散 治目赤

黃蘗一兩　黃連　黃芩

黃丹　大黃已上各半兩

右爲細末每用一錢水蜜調成膏攤在絹花子上

隨目赤貼於大陽穴

氷池散　治眼目赤

黑豆去皮生搗一兩爲末　馬牙消研一兩

腦子研一錢少許　青黛研一兩

右件研爲細末如粉每用半錢凉蜜水調如麵糊

相似攤於圓絹帛上貼兩大陽穴凉水時時頻

潤

五倍丸　治眼見黑花兒去翳明目

巴戟去心一兩　枸杞二兩　甘菊花揀三兩

旋覆花揀四兩　蜀椒去目及閉口者五兩

右將椒入銀石器中入青鹽四兩醋三升慢火煮乾如器小旋添醋煮候乾只將椒與前四味焙乾杵爲末煉蜜和丸如梧桐子大每服三十丸空心日午夜臥溫酒送下或鹽湯亦可

地黃丸　補腎氣治眼昔李揆相公患眼時生翳膜或卽疼痛或見黑花如蟲形翅羽之狀僧智深請謁云此乃腎毒風也凡虛則補其母實則瀉其子

緣腎是肝之母今腎積風毒故令肝虛非但目疾丈夫所患乾濕脚氣消中消渴及諸風氣等皆腎之虛憊但服此補腎地黃丸無不神效此藥微寒量人性服之

地黃二斤一斤生一斤於中蒸一頭飯間取出乾

杏人半斤去皮尖炒黃色搗爲末用紙三兩重裹壓去油又紙壓四五度

金釵石斛　牛膝　防風

枳殼各四兩

右件於石臼中木杵搗爲末煉蜜爲丸如梧桐子大每日空心用無灰豆淋酒下三十丸

白龍粉亦名玄明粉　治腎水衰虛肝經邪熱視物不明或生障翳努肉攀睛或迎風淚出眼見黑花或如蠅翳或如油星或睛澁腫痛或癢不可忍並皆治之

消三斛

右於一九月造一大鑵熱水浸開以絹濾過入銀器或石鍋內煎至一半已上就鍋內放溫傾銀盆內於露地放一宿次日結成塊子於別水內淨洗再用小鑵熟水化開熬入蘿蔔三箇切作片子同煮以蘿蔔熟爲度傾在磁器內撈出蘿

蓋不用於露地露一宿次日結成塊子去水於
中懸一日去盡水先入好紙袋成放於透風日
處掛懸至風化開成用逐旋於乳鉢內煞研極
細點眼如常法

至明膏　治暴赤疼痛淚出眵多熱氣上攻視物昏
花

黃連剉一兩　當歸剉二錢　蕤人去皮秤一錢

已上三味用水一大椀浸一時辰慢火熬至半
椀澄濾去滓入白蜜半兩再重湯煮成膏重綿
濾過出火毒入後藥

龍腦一錢　南硼砂一錢　青鹽一字

右三味研極細與前藥一處同研令勻每用黃米粒大或一菉豆許每日點一次兩眼各點一筋

決明散　治眼目昏花遠視不明

川芎　井泉石　仙靈脾

槐花各一兩　川椒二錢半　蛤粉水飛

石決明水飛　防風　荊芥

羌活　蒼朮米泔浸　甘菊花

黃芩　杜蒺藜炒　木賊去節

地骨皮　薄荷　甘草炙已上各一兩

右件一十八味事持畢稱爲細末每服二錢熱茶清調溫服食后日進一二服

金髓煎丸　治眼目昏花遠視不明久視乏力常服滋血益水去風助目

生乾地黃一斤　熟乾地黃一斤

金釵石斛去根剉四兩　杏人半斤去皮尖炒黃黑搗爲末用紙三兩重罨壓去油用

牛膝酒浸切焙　防風去蘆頭

枳殼　當歸各四兩

右件藥並用石臼中搗羅爲末蜜和丸如梧桐子大每服四五十丸空心溫酒下粥飲亦可

芎藭丸　治遠視不明常見黑花久服增明目力

芎藭　菊花　荆芥

薄荷　甘草各一兩　蒼术二兩泔浸

右爲細末煉蜜爲丸如梧桐子大每服五十丸至六七十丸食後茶清送下日進一服或二服

荆芥散　治肝壅滯熱毒不可宣通目急癢痛

荆芥穗　當歸　赤芍藥各一兩

黄連二兩

右爲麤末每用二錢水二盞煎三沸濾去滓熱洗眼

香附散　治眼赤腫痛眵淚生瘡

香附子炒　槐花炒，各一兩　大黄半兩

右爲細末，每服三錢，入沙糖少許，冷水調下，食后服。

生瀉丸　散赤腫痛，隱澁，止眵淚生瘡

荆芥穗　大黄各一兩　甘草

川芎各半兩　薄荷葉七錢

右爲細末，煉蜜和丸，每兩作十丸，每服二丸，細嚼，溫水送下，食後服。

當歸立效散　凉血定眼睛疼痛

當歸　大黃各一兩　乳香少許定到一錢

右件三味剉碎分作三服每服七錢水二盞煎至一盞半去滓溫服食後臨卧看虛實加減服之

通光丸　清神水退翳膜昏暈赤隱莫開

蒼术去黑皮　黃芩去爛心　朴消各二兩

甘草七錢半

右爲細末乾柹爲丸每兩作五丸每服一丸細嚼冷水送下食後服

神仙碧霞丹　內障點之遂愈

銅碌一兩半爲衣　當歸　沒藥各二錢

白丁香　血竭　片腦

硼砂　麝香各一錢　馬牙消

南乳香各半錢　黄連三錢

右件爲細末熬黄連膏子爲丸如鷄頭大每用新汲水半盞於磁盒子内浸常用每一丸可洗四十日大病不過一月小病半月冷淚三日見效

此方不可亂傳

還睛湯　治風赤暴赤眼退浮瞖眯目胎赤皆爛澁

蘇腫痛

山梔子　黄蘖去粗皮　黄連各一兩

杜仲去皮炒　細辛去土　草龍膽各二兩

秦皮四兩　甘草炙半兩

右為麤末每用五錢水三大盞竹葉七片燈草二十莖煎一二十沸綿重濾去滓閉目洗了避風少時每日三兩次洗冷即再煖

黃連湯　治目赤腫痛及散頭面熱

黃連去鬚　秦皮　苦竹葉切

薄荷葉各一兩

右件剉如麻豆每用五錢以水三盞煎至五七沸綿濾去滓就熱淋洗不計度數

遇明光　治風痰頭目昏眩視物䀮䀮目見黑花飛

蠅常服清神水行滯氣下流飲

皂角三斤二斤燒成灰幾在新磁碟內用磁碟鑵蓋口勿令出煙不用磁子后用紙二張

水濕過蓋鑵口紙乾蘿冷爲度　何首烏去粗皮六兩

牽牛頭末三兩黑白各半　薄荷葉去土三兩

右件爲細末後用皂角一斤熱水浸軟去皮弦子

用穰酒　升搓揉成濃汁用新布濾去滓入麵

一匙同熬成膏子入上四味和丸如小豆大每

服三十丸煎生薑湯下日進一服食後漸加至

三十九

還睛丹　治腎虛眼見黑花飛蠅見花或黑或白或紅久不已將變內障

蓯蓉酒浸一伏時切焙乾　威靈仙揀去土　青葙子揀淨去土

巴戟去心　蟬殼去土　甘菊花揀淨

密蒙花　旋覆花　防風去蘆頭并叉

枸杞子　天麻酒浸一宿焙乾　地骨皮各二兩

蛇蛻皮一兩半酒浸一宿炒黃　香白芷一兩半

桑花　麻子水淘去浮者炒香各一兩

右件爲細末煉蜜爲丸如菀豆大每服五十丸空心食前溫酒白湯粥飲任意下

生地黃湯　治男子婦人小兒暴赤眼澀隱腫痛不開洗眼

生地黃乾者　決明子　黃芩去心

竹葉各二兩　川黃連　芍藥各一兩

右爲麤末大人用十錢匕水三盞煎五七沸綿濾去滓乘熱洗眼冷卽止再煖再洗日二三次只用一日次日換藥小兒約量歲數

杞菊丸　治內外障眼有翳暈或無翳視物不明

甘菊花揀淨　枸杞各二兩　川芎

薄荷葉各一兩　蒼朮六兩米泔浸三日一日一換水去皮焙乾

右爲細末煉蜜爲丸如彈子大每服一丸細嚼茶
清下食後日進二服

增明丸　治一切眼目昏暗翳膜遮睛或眼見黑花
熱淚時出視物不明並皆治之

當歸　芍藥　川芎
熟乾地黃　木香　連翹
甘草　檳榔各一兩　山梔子
薄荷葉　黃芩各半兩　大黃二兩
芒消七錢半　牽牛輕炒取頭末一兩半

右件同爲細末燒飰爲丸如梧桐子大每服三四

十九不拘時候茶清下或荆芥湯下諸飲亦得

日進一二服服經月餘自覺功效

犀角散　治暴赤眼腫澁疼痛

犀角　子芩　瞿麥

黄連各三分　梔子人　車前子

大黄微炒　木通各一兩　芒硝一兩

右件擣篩爲散每服三錢以水一中盞入竹葉二七片煎至六分去滓食後溫服

羚羊角丸　治肺肝風熱凝滯見紅白黑花頭額偏疼漸漸昏暗不見物宜服羚羊角丸

羚羊角屑一兩　石决明搗細研水飛過　决明子

車前子　犀角屑各三分　獨活

防風去蘆頭　蔓荆子　甘菊花

吳藍子　梔子人　甘草炙微赤剉各半兩

右爲細末煉蜜和搗三二百丸如梧桐子大每服二十丸食後温漿水下日用二服

神應散　治眼暴赤疼痛

玄明粉生用風化朴飛便是　爐甘石燒通赤爲度各等分

右同研極細每用藥一粟米粒大用新水一匙調藥點無時

消毒散 治眼赤腫疼痛不定兼治瘡腫不消

黃芩 黃蘗各一兩 大黃生用半兩

右為細末每用生蜜水調藥如稀稠糊攤在緋絹花子上隨目赤左右貼於太陽穴如乾用溫水頻潤

生明丸 治眼目暴赤睛痛腫赤

薄荷葉 川芎各七錢半 縮砂人

甘菊花各半兩

右為細末煉蜜和丸每二兩作一十五丸每服一丸至二丸細嚼溫水送下噙化亦得

七寶散　治目不明昏澀難開

南爐甘石一斤用木炭火燒令熟爲細末

黃連二兩去鬚揀淨剉碎用水一大碗煎熬三五沸絹濾去滓

右件將黃連水於前項爐甘石末內用紙糊三兩重坐於灰池內參令乾次川枯白礬一錢同研爲細末每點一黃米大於大眥頭漸加至一菉豆許秒日只點一筯

洗面藥門

無皂角洗面藥

藿香葉　白芷　藁本

檀香　瓜樓根　楮桃兒
白茯苓　防風已上各一兩　甘松
零陵香　茅香各二兩半　丁香一兩
麝香研三錢　沉香一兩　黑牽牛四兩
赤小豆三兩　川芎一兩　糯米一升
右爲細末

藿香散　去黖洗髭

廣明膠碎炒如珠七錢　藿香葉一兩　糯米一升
白丁香七錢　零陵香一兩　皂角去皮子炙一兩
香白芷二兩　檀香一兩　龍腦二錢半另研

沉香一兩　丁香七錢

右爲細末每日如常使用洗髭髮手面百日令光悅潤澤

洗手檀香散

藿香　甘松　吳白芷

藁本淨　瓜樓根　零陵香各二兩

大皂角去皮子八兩　茅香二兩半　白檀一兩

楮桃兒三兩　糯米一升

右一十一味爲細末紗羅子羅如常洗手使用

新方烏頭藥

訶子皮　當歸各一兩一錢　没食子二兩二錢

酸石榴皮一兩　五倍子半兩　百藥煎一兩一錢

右件同爲細末先用大麥麵半兩蕎麥麵半兩鹹沙一兩六錢先用二麵醋調熬成糊入鹹沙調勻先用溫漿皂角洗淨髮後上鹹沙麵糊藥擦過後用前件烏頭藥一兩有使不盡麵糊調藥遍擦髮上用荷葉包裹一宿用溫漿水洗淨爲度

七白膏　令人面光潤不皺退一切諸䵟䵳

香白芷　白斂　白术各一兩

白茯苓去皮三錢　白及半兩　白附子生三錢

細辛去葉土三錢

右件爲細末以鷄子白調丸如彈子大或如人小指狀陰乾每夜淨洗了面溫漿水於甆器內磨汁塗之極妙

舊方烏頭藥

訶子皮一兩一錢　當歸一兩　沒食子一兩一錢

醋石榴皮六錢　五倍子二錢半　百藥煎一兩一錢

右爲細末用度如前法

焯手藥　臨睡使用

栝蔞連子皮一箇剉細　土瓜連子皮細剉五箇

杏人去皮尖二十箇

右各細剉用綿包於器盒內酒浸每洗手訖塗淖手

御前洗面藥

糯米一升碾作粉子　黃明膠一兩炒成珠子

大皂角火炮去皮半斤　白及一兩　白斂一兩

香白芷二兩生　白朮一兩半　沉香半兩

藁本一兩去皮淨　川芎一兩去皮　細辛一兩去土葉

甘松一兩去土　川茖苓一兩半　白檀一兩半

楮桃兒新者三兩

右爲細末

玉容散 治面上熱刺點黯

牽牛四兩生　香白芷半兩　甘松去土半兩

廣零陵香一兩　栝樓根七錢半　川芎半兩

細辛二錢半　阿膠二錢半炮　豬牙皂角二兩

藿香半兩　楮桃兒二兩　藁本半兩

右爲細末每用一錢如洗面藥用早晨晚夕各用一次

玉容散 治面上諸點黯及滅瘢痕

白及一兩半　白歛　白殭蠶生

成煉鍾乳粉各半兩　白附子生　冬瓜子

韶腦別研各二錢半　楮桃兒二錢　麝香一錢別研

右件同爲極細末用玉漿調勻稠得所臨卧塗患處明旦用溫淡漿水洗去

神仙玉女粉　治䵟黷退皺皺令人皮膚光澤

益母草

右件每用少許早晚洗患處

鍾乳粉散　治䵟黷去黯子

玉女粉二錢半係益母草　白附子二錢　白及二錢半

白斂二錢　輕粉研半錢　鍾乳粉二錢

密陀僧一錢半　細辛末半錢

右同研勻細用兒孩兒乳汁調塗患處或溫水調

亦得臨臥用次日用溫水洗去

皇后洗面藥

川芎　細辛　附子

藁本　藿香　冬瓜子

沉香各一兩　白檀二兩　楮桃半斤

白朮半兩　絲瓜四个　甘草二兩

生栗子第二皮半兩　杜苓苓二兩　廣苓苓一兩

白及二兩　白歛一兩半　土瓜根一兩

阿膠　吳白芷二兩　白茯苓二兩

腦子二錢半　皂角末一兩　糯米粉一斤半

右為細末

剉流油烏髭三聖膏

酸石榴皮子皆用　新胡桃皮連青用　新柿子青者連用

右件各等分用鐵杵臼內搗爛如泥用一小口新磁鑵子內好黑錫三斤拍作小錢大葉子及生牛乳同伴前藥令勻鑵口上用木拍子油絹密封上用石灰磨搗泥之日內曬令極

乾於馬糞內培一月取出看藥顏色若深黑色即成如未黑再封於糞內培之如用時先以溫漿水洗淨以膽皮盛臨臥指蘸藥撚之忌生葱生蘿蔔大蒜如撚時自下撚之其黑自下至髮根

塗髭鬚方

栗青　白膠各一兩

右為末一處川紙撚煙薰瓦盆取煤同胡桃穰研成膏子塗髭鬢尤妙

胡桃膏

新小胡桃三枚

右一味和皮搗細用乳汁二盞於銀石器內文武火熬竹篦子攪成膏伺用將淨洗髭髮以笔蘸點髭髮上

韓侍郎神驗撚髭方

百藥煎一兩　五倍子半兩　訶子皮一兩

菝葜一兩　荷葉一兩　定粉三錢

碌礬半兩

右件爲細末用鐵漿一椀煎至半椀綿濾過再入文武火熬成膏爲度隔宿先用白礬水浴過髭

鬢早晨熱之尤妙

烏頭藥

訶子去核　當歸　没食子用和皮

百藥煎各一兩　醋石榴皮半兩　五倍子二錢半

右件同爲細末先用大麥麵半兩蕎麥麵半兩鍼砂一兩六錢先將蕎麵大麥麵二味醋調爲糊入前件鍼砂一兩六錢先用溫皂角漿水淨洗頭髮後上鍼砂麵糊藥搽遍後用前件烏頭藥一兩有使不盡麵糊調藥再上鍼砂一般用荷葉包裹一宿溫漿水洗淨爲度有鍼砂八兩醋

浸五宿炒乾破爲細末

大麥麵三匙

蕎麥麵三匙二味用好醋調爲糊量髭髮多少入針砂其麵糊同調其上用荷葉包裹一宿用溫漿水洗次用醋麵糊加減入藥末同調用荷葉包裹一宿次日用溫水洗淨爲度

烏雲膏

鍼砂二兩　醋一升　蕎麵

右件前二味入鐵銚內同煎十餘沸入蕎麵八錢爲糊稀稠得所溫上髭髮用荷葉包或用手帕裹一時辰以來溫水洗淨次用烏雲散

烏雲散

訶子五箇去核　百藥煎八錢　川沒食子一錢

輕粉少許

右同爲細末爲炒蕎麵同前藥末各依等分相和何使用水爲糊稀稠得所依前温上用荷葉封裹

烏髭借春散

鹹砂先炒令赤投醋中浸一宿再炒令乾　大麥麵

蕎麵三味各炒半匙頭

右先以漿水洗髭髮令極淨用醋調上件三味煮糊熱塗在髭髮上用荷葉封裹上更以帛裹須

臨臥時用次日除去以漿水洗淨再晚用次

下藥塗

沒食子　百藥煎　五倍子

訶子　何首烏　當歸已上各等分

右為細末每用半匙頭入大麥麵蕎麵各半匙頭

醋調煑成糊臨臥塗髭髮上依前用荷葉封裹

次日早晨用漿水洗淨可黑兩箇月

朱砂紅丸子　治面色不瑩淨及䵟點面黑皺

朱砂細研　白朮　白斂

白附子　吳白芷　白殭蠶

木香(已上各半兩) 白及 白茯苓

密陀僧(已上各一錢半) 鍾乳粉(二兩)

右爲細末，用阿膠半兩熬成膏子，入上項藥末一處，就成丸如梧桐子大。如常用，溫水蜜少許磨化開，調塗面上，次日早晨用溫治亦洗之，甚妙。

冬瓜洗面藥 治顏面不潔，蒼黑無色。

冬瓜(一箇)

右用竹刀子去青皮，切作片子，酒一升半、水一升同煮爛，用竹綿擦去滓，再以布子濾過，熬成膏，入蜜一斤，再熬稀稠得所，以新綿再濾過，於磁

器內盛用時取栗子大用津液調塗面上用手

擦

柴二稱炭一稱布一大

黏痛散 澡浴藥

當歸去蘆頭 赤芍藥 藁本去土

防風去蘆頭 桂去粗皮 細辛去苗土

黑狗脊去毛 骨碎補去毛 自然銅醋淬七返

萆薢已上各一兩

右件爲麤末每用二兩用手帕包定上用熱鹽包

納在痛處熨之

立馬烏

定粉一錢　瓦粉一錢　蜜陀僧半錢

龍骨半錢　輕粉三桶重　朴消一錢

鉛白霜一錢　韶腦半兩　花減六

玉霜一兩三錢

右為細末先用白土黃丹副過髭地後乾將前項藥水調再上髭鬢上用紙裹後少時其髭便黑用新水洗去過時不中

治瘀腫折傷門

陳元膏 摩治諸風拘攣疼痛麻痹不仁風瘙癢疥癖腹中疼痛積聚並可治之

當歸 三兩切　朱砂 研飛　細辛 去土

川芎 各二兩　附子 十二銖剉如指大　桂 去粗皮一兩二銖

天雄 二兩三銖　乾薑 三兩一十七銖　雄黃 三兩二銖研

松脂 半斤　大醋 二升即米醋也　生地黃 二斤研取汁

白芷 已上並剉細二兩　猪肪脂 十斤去膜切作指大

右以地黃汁大醋漬九物一宿并脂合煎之十五沸膏成新綿濾去滓入雄朱和令凝不令小兒

婦人六畜見之切須忌也每用少許摩擦患處

熱徹爲度

白龍膏 治一切惡瘡赤腫痛

沉香二錢半　白檀　白茯苓去皮

木香各一錢半　白附子一錢　桔梗一錢

白及二錢　白斂半兩　白芷一錢半

白微一錢　白术一錢半　黃耆二錢半

川芎一錢半　甘草二錢　防風二錢半

白芍藥二錢半　當歸洗焙半兩　生乾地黃一錢

瓜蔞根一錢半　杏人湯浸去皮尖　桑白皮

桃人湯浸去皮尖各二錢 木鱉子去殼 人參去蘆頭各二錢半

木通 獨活 川升麻

槐白皮 零陵香葉已上各二錢半

苦參一錢 臘日澄清芝麻油一斤二兩

上好兀粉一十四兩

右件並銼剉碎用上項油浸七日七宿於淨石鍋或銀器中以慢火煎候白芷焦黃色放溫以新綿濾去滓於磁罐子內密封澄三日三宿候取出傾於鍋內以慢火輕溫再濾去滓傾在上好磁椀中吊慢火再熬動次下黃蠟一十四兩川

竹篦子不住手攪令勻放溫次入定粉再攪令勻以慢火再輕熬動攪下攪令勻續次再上火三日方欲膏成於磁盒內盛密封每用藥時用軟白絹子上攤藥貼

摩風膏 摩風止癢消腫定痛治頭面唇鼻諸瘡肌肉裂痛

黃耆去粗皮一兩二錢 當歸去蘆頭三錢 白芍藥

茅香 甘草 防風各二錢半

白芷 杏人湯浸去皮尖 桃人湯浸去皮尖

藿香葉去土 檀香 川芎

零陵香各三錢　白附子　沉香

白及　白歛　天麻

獨活　木香各二錢半　木通二錢

大瓜蔞穰剉一个　龍腦研四錢　清油一斤二兩

黃蠟冬月用九兩半夏月用一十二兩半

右並剉碎用清油浸七日於淨石器磁器銀器中以慢火煎候白芷微黃色以白綿濾去滓於淨磁罐子內密封澄一宿再濾過於上等磁椀中慢火再輕溫熬動次下黃蠟和令勻放溫次下研細龍腦摻而於磁盒子內盛定每用藥少許

摩擦患處

消毒膏 治一切腫毒結硬疼痛

玄參二錢半 藁本 牛膝

續斷各一錢半 羌活二錢 葛根二錢半

柴胡去苗一錢 木鱉子去皮三錢 沉香三錢半

木香 當歸洗焙 升麻各二錢半

赤芍藥半錢 丹參一錢半 何首烏二錢

牡丹皮一錢半 芝麻二錢 槐白皮

甘草 白斂 川芎

桃仁湯浸去皮尖 杏仁湯浸去皮尖 白附子

木通　赤茯苓　亂髮用水擇洗淨令乾已

上各二錢半　細辛一錢半　白芷三錢

防風　黃耆各半兩　蒼朮去皮一錢半

白及四錢　上好黃丹一斤三兩

臘月澄清芝麻油一斤四兩

右件已上三十二味並剉碎同亂髮一處用油浸七日七夜於淨石鍋或銀器中以慢火煎候白芷焦黃色放溫以白綿濾去滓於磁罐子內密封三日三宿夜候取出傾於鍋內慢火輕溫再濾去滓須在上好磁椀中用慢火再熬動水下

黃蠟一十五兩用竹篦子不住手攪令勻次下黃丹再攪令勻以慢火再熬動擡下攪令勻續次再上火三日方欲膏成於磁盒子內密封候用時用軟白絹攤藥勻貼於患處

善應膏 治惡疽瘡腫毒瘰漏發背腦疽癧子寒濕氣刺冷痹頑麻貼藥不疼牙腫外貼打撲接骨閃內歇血毒氣不散鐮刀鐵器所傷杖瘡藥到不疼小兒頭面瘡癬丹流聚熱雜瘡蜈蚣蜂兒蠍螫淨洗伏抵消停取毒狗子馬咬蟲蛇所傷湯火漆瘡甜指水毒下痓臁瘡諸般瘡腫藥到取毒滋潤止

痛乾濕疥癬撥動貼藥婦人吹㛐丸如梧桐子大新汲水下二十丸產前催生產後趂敗血臍腹刺痛經脉不調溫酒下二十丸此藥不得犯葷手火上焙化淨紙上攤貼

虢州上等黃丹二斤羅細用　沒藥研一兩

南乳香研一兩　白斂生　木鱉子全用

白及生　當歸生　白芷生

杏人生　桂長三寸生用已上各一兩

新柳枝一斤加筋頭鑿長一握

右除黃丹乳香沒藥外其餘藥材用好芝麻油五

斤浸一宿去炭火上用鐵鍋內熬令藥材變黃色濾去藥材不用次將黃丹入鍋內用新柳枝一條長四尺如小錢兒麄攪令藥丹微變褐色掇鍋在地再用柳枝攪出盡火煙入沒藥乳香在內再用柳枝攪令勻藥冷傾在磁盆內頓放候藥硬用刀子盆內取藥出切成塊子用油紙裹然後使用此藥修合春季三月間合秋季八月間合

碧霞膏 治肉刺

銅綠研二兩 乳香研二錢 沒藥研一錢

松脂四兩 白膠香研一錢半 黃蠟一字

芝麻油另煉香熟冬添夏減看用

右件先煉松脂濾去滓次下白膠香又下芝麻油攪令勻看硬軟得所續次下黃蠟再攪令勻又次下乳香沒藥銅綠末攪令勻冷於磁盒子內盛每用之上增藥攤於紙上貼患處

玉容膏 治巾皮膚骨瘡癬瘡唇裂面皴風刺及打撲傷損舒緩筋通流血消腫止痛發散邪毒每用少許塗摩熱為度如耳鼻有瘡用綿杖兒點少許在瘡上

黃耆去蘆皮剉　當歸去蘆頭剉　白芍藥剉

白芷剉　川芎剉　藿香葉

零陵香　白檀剉　白附子剉

白及剉　白斂剉各一兩　瓜蔞一个

杏人湯浸去皮尖研如泥膏一兩　龍腦二錢

清油四斤

右件除龍腦一十三味入清油浸三日用銀器內慢火熬令藥焦黃色用新綿濾過去藥滓放溫入黃蠟鎔令勻再用新綿濾過入龍腦不住手用柳木篦子攪候冷密封如前法用冬用三兩

油一兩蠟夏月五兩油二兩蠟臘月熬蠟油入

蠟

金黃散　治諸瘡瘍癢極發疼

乳香三錢半　輕粉一錢　死粉二兩半

白龍骨一兩半　滑石二兩　寒水石燒通赤二兩

黃柏二錢

右件同爲細末再研令勻每用藥少許時時乾摻

患處或用油調之擦亦可

桃紅散　生肌肉斂瘡口

定粉二兩半　乳香一兩半　龍骨一兩半

白石脂　烏魚骨去皮微炙黃色一兩半

寒水石火燒通赤研七兩　黃丹慢火微炒放令冷二錢

右件同爲細末再研勻極細每用藥少許乾摻患處

寸金鋌子　治一切痔瘻經久不可者

麝香　輕粉　硫黃

雄黃　雌黃　藤黃

砒霜　粉霜

黃丹已上九味各三錢另研　乾漆

牡蠣粉　紅藤根各一兩

右件一十二味爲細末燒陳米飯和勻揑作如大棗核大一用一錠子紝在肛門內可深二寸許放定用新塼毬兒兩个燒赤醋內蘸過綿裹肛門外熨冷即易一个次日大便取下惡物

大紅膏　治從高下墮落馬傷損瘀血結滯筋脈攣急肌肉腫硬疼痛不可忍者並皆治之

當歸剉一兩　赤芍藥剉一兩　天台烏藥剉一兩

小油斤半

已上三味浸油七日七夜

沒藥一兩　乳香二兩　琥珀一兩已上同研爲細末

歷青一斤　黃丹一十兩

右件藥先將歷青以銀石器內慢火熬鐵篦子攪化開爲度時月春硬軟旋旋入浸藥油硬軟停當次入另研藥三味攪勻用綿濾在淨水盆內以手持拔如錫白色次入黃丹再持拔令勻盛在磁盒內每用熱鐵篦子攤在厚軟紙上貼於患處

金傷散　治金刃箭簇所傷血出不止及落馬打傷肉綻血出亦皆治之

白及　白斂　乳香各一兩

龍骨半兩　石灰半斤年遠者佳　黃丹少許

右爲細末入黃丹有如淡紅色每用乾摻在患處上用軟紙更以絹帛裹護者忌風水乾痂爲効

佛手散　治一切腫毒

黃柏　大黃各一兩　甘草半兩

朴消三兩　粟米粉三兩

右件藥擣爲末每用川水調如膏塗於患處

紫葛散　消腫散毒

紫葛　升麻　黃芩

赤小豆各一兩　木香半兩　黃連

大黃各兩　白斂　玄參

榆白皮各一兩

右爲細末，每用溫水調藥塗掃赤腫，藥乾再掃。

追毒散　追毒排膿

五靈脂　川烏頭炮　白乾薑炮，各一兩

井鹽　全蠍各半兩　甲靈根三兩

無心草二兩

右爲細末，每用藥少許，津唾調塗患處。

拔毒散　治丹腫

寒水石四兩　石膏二兩　黃蘗

甘草各一兩

右件爲細末每用新汲水調如膏攤於小紙花子上散貼腫赤處

檳榔散 斂瘡

大檳榔一个 紅娘子一个 黑狗脊

硫黄 赤石脂 黄連各半兩

輕粉一錢

右爲細末每用藥少許乾摻患處

寸金丸 二名返魂丹 三名再生丸 四名追命丹 五延壽丸 六來甦丸 七知命丸 八得道丸 非人勿示

此方也若有人患瘡身未爛者與三丸服之嚥下便活如口禁但斡開牙開研下三丸灌之下咽喉中立生此方善治發背腦疽氣疽癰腫徧身附骨腫痛先覺時飲水口中煩渴發寒發熱四肢沉重身體壯熱

蟾酥二錢　金頭蜈蚣七个頭尾全用半酥炙黃色

狗寶一兩　狗膽一个乾者用之　南乳香一錢

膩粉一錢　雄黃一錢　鯉魚膽一个乾者用之

麝香一分　沒藥一錢　粉霜三錢

硇砂半兩　烏金石一錢　黃蠟三錢

頭首兒孩兒乳一合

右同爲細末除黃蠟乳汁二味熬成膏子同爲丸如菉豆大小兒如芥子大每服一丸　病重者加至三丸用白丁香七箇研爛調新汲水送下用衣服蓋出汗爲度大段疼痛無頭瘡癧不過三服立效服瓜蔞白米粥妙

黃連散　治風熱毒氣客搏肌膚成瘡痒痛不止

黃連一兩　輕粉一錢

右爲細末入輕粉和勻每用瘡兒乾燥生油調塗有濃汁乾摻　處一日兩三上

搜膿散 治諸瘡膿汁不絶腐肉未盡

黄耆 白芍藥 香白芷各等分

右爲細末每用少許乾摻患處上用膏藥敷貼一日一換

定痛黄蘗散 治凍瘡㵾赤黄汁出及差後瘢痕疼痛

黄蘗四兩去麤皮塗蜜慢火炙令黄色

右爲細末每用蜜水調攤軟紙花子上貼患處

平肌散 治諸瘡久不斂

爐甘石燒一兩半 龍骨半兩

右爲細末每用乾摻患處上用膏藥貼

燒湯着底藥

木炭不以多少

右件擣羅爲細末每用不以多少用小油調如稀麵糊用雞翎蘸藥掃患處

艾煎膏 治頭面風熱小瘡多癢少痛黃汁出並皆治之

艾葉二兩 醋一斤

右將艾葉同醋於銀鍋內同煎數沸濾去滓慢火再熬成膏每用薄薄在衫紙上貼患處一日一

兩上

楮實散 去皺皺悅皮膚

楮桃兒 土瓜根 商陸各等分

右爲細末每日早晨用少許如常洗擦患處後用

桃人膏

桃人膏

桃人湯浸去皮尖研如泥不以多少

右用桃人膏同蜜少許一處用溫水化開塗摩患處後用玉屑膏塗貼

玉屑膏 治面頰手指肌膚皺澁不澤

輕粉　定粉各三錢　蜜陀僧二錢

右三味研爲細末用皂角子取白人以熱漿水浸成膏子調藥稀硬得所塗患處塗貼無時

止痛貼熁膏　治因傷損筋脈時發疼痛遇寒則甚

桂心　附子生去皮臍　乳香研

川椒小椒亦可　吳茱萸　白及各一兩

生薑汁五合　酒五合

右件藥爲細末先將薑汁并酒同煎取七合每用放溫汁調藥如膏詳所患大小攤絹帛上敷貼痛處上用軟絹帛裹護

托裏黄耆散　治口疮微熱

人參半兩　白术　茯苓

芍藥　桔梗各一兩　黄耆二兩

甘草半兩

右件爲麤末每服三錢水一盞煎至七分去滓稍

熱服不拘時候

凍瘡藥

米粉不以多少炒存性

右爲細末鵝梨汁調塗害處紙花子貼

萬痊膏　治一切瘡瘍已潰未潰膿水不絶及灸瘡

久不差斂瘡生肌肉每用黏在鐵銲子上炭火炙
消攤紙上貼患處一兩日一換

乳香　沒藥各四錢半另研　半夏
當歸　續斷　杏人
桃人　巴豆和皮搥碎　木鱉子去殼
芫花　大戟　川芎
熟地黃　芍藥　蒼术
防風　乾薑生用　桂
蛇床子已上各半兩　松枝　桃枝新者各二兩
亂髮二塊如馬打毬子大　澄清芝麻油一斤十

右將前項藥下在油內浸七日慢火煎熬令鐵馬杓攪至半夏黄黑色爲度用竹篩濾去滓另研血竭三錢半下在油內攪令匀用新綿濾在盆器巾澄去滓油揩鍋并馬杓至淨再用綿濾入鍋內入油每一斤用上好黄丹五兩若黄丹性緊者只用四兩半唯備冬春秋間便用如夏月用者使黄丹五兩二三錢並看丹急慢調品用慢柴火燒熬不住手和令候變黑色微溢住火至沫下依前用慢火熬候黑煙出住火如此二日後用木炭火養仍不得暫住手攪直至通前

四五日已來攤紙上不𣻌硬軟得所盛在磁器內方欲凝時用綃子裹水銀搭在膏藥面上如用時揩去水銀如此不至膏藥上面一重乾了臘月內熬者佳

塗擦雄黃膏　治髮際內諸癢瘡及膚起癮疹癢不可忍每用少許臨臥塗摻患處以癢住為度

豬肪脂三兩　天麻　香白芷各三錢

巴豆五个重半錢　輕粉二錢　黃蠟

雄黃各五錢　麝香半兩

右件以豬肪脂煮天麻白芷巴豆黃色濾去巴豆

等不用澄清上項輕粉等四味和勻放冷爲度

樺皮散方　治肺臟風毒遍身瘡疥及癮疹瘙癢搔之成瘡又治面上風刺及婦人粉刺

樺皮燒成灰秤四兩　荆芥穗　甘草炙各二兩

杏人二兩去皮尖用水一椀於銚內熬却水一半已來取出放冷

枳殼四兩去穰用炭火燒欲成灰取於濕紙上令冷

右件藥除杏人外餘藥都爲細末却將杏人另研令極細次用諸藥末旋入研勻每服二錢食後溫酒調下日進三服瘡疥甚者每日頻服

刀箭藥

牛膽　大灰（不以多少）　乳香（少許）

血竭（少許）　白及（半兩）

右用新牛膽內盛藥物窨乾為末每用少許乾貼

不得犯婦人手開

漏蘆煮散　治瘡癤癰腫內消

漏蘆（去土）　白斂　黃芩（去黑心）

麻黃（去根節）　白薇（洗）　枳實（麩炒）

升麻　芍藥　大黃（炒剉）

甘草（炙各一兩）

右件擣羅為散每服二錢匕水一盞煎至七分溫

服

黑神膏　治諸瘡榮衛未腐腫痛堅硬焮赤不消

當歸一兩　杏人湯浸去皮尖一百箇　黄丹六兩

柳枝二十握　桃枝二十握　血餘如雞子大二塊

小油二十兩

右除黄丹外入鍋內以慢火熬兩時辰綿濾去滓再入鍋內熬令滴水成珠不散入黄丹用文武火熬成黑膏使用

乳香膏　治諸瘡腫硬疼痛及膿潰肌肉腐爛兼治腐肉不退

南乳香一兩　沒藥半兩　松脂五兩

天台烏藥一兩　木鱉子三錢用人去皮二錢　當歸

赤芍藥各三錢　小油二兩　加血竭三錢

右九味除乳香沒藥松脂血竭等四味外用前項

小油浸烏藥等四味計五日慢火同煎數十沸

濾去滓澄清一宿入南乳香等用柳木篦子不

住手攪成膏

内托散　治一切癰疽毒腫發骨發背發若發鬢發

髭發腦發手發足應係瘡瘍毒腫未膿者即消散

已膿者即破潰已潰者即收斂消毒順氣托裏定

痛收瘡口散腫毒及腸癰胃癰皆可用化毒排膿

內補

黃耆　當歸　川芎

白茯苓　芍藥　白芷

甘草　人參　厚朴（去麤皮生薑汁製）

桂（去皮已上各等分）

右件一十味爲細末每服三錢至五錢不計時候溫酒調下如不飲酒以木香湯調下

辛夷膏　治鼻內生瘡疼痛或鼻中窒塞不通利及鼽鼻氣不宣通並宜塗用之

辛夷葉一兩　細辛　木香

木通　香白芷　杏人湯浸去皮尖研各半兩

右件用羊髓豬脂各二兩同諸藥相和於石器中慢火熬成膏子赤黄放冷入龍腦麝香各一錢

金花散　消赤腫止疼痛散毒氣

川大黄　黄蘗　蔚金

黄連　黄芩各一兩　甘草

消　寒水石各半兩　白及

白斂各三錢　糯米粉三合

右爲細末每用生蜜水調稀鷄塗翎掃四畔焮赤

腫處

瑩肌膏 治毛髮亂長茸散頻剃復生不盡者以膏貼之次日隨膏藥茸毛自退瑩淨再不復長

乳香二錢研 歷青二兩

右二味用慢火同化開入小油一處煎沸硬軟得所臨臥塗患處明旦用溫淡漿水洗去

外用清毒藥 治諸腫毒堅硬不消

黍黏子 葛根 升麻

地骨皮 黃花地丁 甘草

金銀花各等分

右件爲麤末每服五七錢水一升煎十沸於腫四

畔熱用冷則再暖

麝香散 治下部脫血或瘡痔瘻久不差

麝香 血竭各半錢 蝟皮一兩

右先研蝟皮并血竭爲細末次入麝香拌勻每服

半錢溫酒一盞調勻食前日進二服

熊膽散 治痔瘻瘡口不合膿汁清稀腫硬不消

熊膽一錢 雄黃半錢 輕粉半錢

麝香一字

右件研爲細末乾摻藥瘡口上

浴毒湯 治諸瘡疼痛堅硬不消及破後膿水不絕惡肉未退好肉不生

何首烏（不以多少）

右爲麤末每用藥末秤一兩乾艾葉半兩水一大椀同煎至水減半濾去滓稍熱洗冷即再暖

正骨藥

鯪鯉甲骨貼熁膏 治閃肭疼痛

鯪鯉甲（塗醋炙三兩） 桂（去麤皮） 當歸（切焙各一兩）

生地黃汁 麪（一匙秤重九錢） 附子（生去皮臍一兩）

生薑汁

右七味除汁外搗爲細末將地黃汁生薑汁各半和勻煖熱調藥如膏攤於軟紙上乘熱敷貼患處用綿繫護每日一換

沒藥膏　治筋骨閃朒疼痛

沒藥研　乳香研　虎骨酥炙各半兩

吳茱萸　白芥子　白及

白歛　米粉各一兩　生薑汁

酒各三合

右件八味爲細末將生薑汁并酒同煎七合旋入藥末調勻乘熱攤於紙上敷貼痛處一日一換

用綿裹護

金絲膏　治筋骨損傷時發疼痛不已

通明松脂四兩　良薑一兩碾末　乳香三錢研細

木鱉子大者四箇去殼碾爲末　川烏頭三箇剉如麻豆大

杏人一百箇剉如麻豆大連皮　小油半斤

右件先將小油煎熬下烏頭杏人煎熬燋黃色爲度取出以綿濾去滓極淨再川銀石器內慢火鎔松脂化開然後下良薑乳香木鱉子等末不住手攪勻旋旋入烏頭杏人油看硬軟得所再用綿濾在器盒內貯放如用攤紙花子上貼患

處

定痛沒藥散 按摩導引令血氣復行

乳香一錢 沒藥 當歸

芎藭 地龍 細辛

羌活各一錢 蛤粉一兩 黃丹二錢半

蒲黃三錢

右爲細末每用乾摻在痛處用手擦摩摻十餘遍

然後上大紅膏

大紅膏

歷青一斤 黃丹一十兩 乳香二兩

油不以多少添減用

右件藥先用瀝青以銀器內慢火熬開鐵篦子攪覷時月看硬軟旋旋入油硬軟恰好次下乳香攪勻用綿濾過次入黃丹再攪勻盛在磁盆子內每用藥時熁過熱鐵篦子攤在厚軟紙上

雙靈膏 治一切筋骨肌肉疼痛

良薑一兩炒剉 白芥子半兩微炒

右爲細末每用藥二錢半頭白麵半兩水調成膏攤在紙花子上貼患處

定痛沒藥散 治一切打撲傷損筋骨疼痛並宜服

之

蒼术一斤刮去黑皮炒深黃色　桂去粗皮　熟乾地黃焙乾

沒藥研　甘草炙微赤剉　蒲黃各一兩

右爲細末每服二錢溫酒一盞調下不拘時候日進二服

至聖黑龍膏

米粉一斤緊者炒用砂鍋炒勿令黑焦　甘松半兩　香白芷半兩

滑石三兩六錢　黃蘗二兩　黃丹四錢

右爲細末每用滴水調成黑強膏子攤在皺紙條兒上可於內損疼痛處敷貼每日一換

至聖黑龍膏　治一切筋骨損傷疼痛

米粉四兩於銀器內炒成塊子褐色放冷研為細末後入二味　乳香研細

沒藥研細各半兩

右三味研極細每用以好酒或醋調如膏攤在紙花子上貼患處

加血竭大紅膏

當歸剉　木鱉子剉碎　天台烏藥剉

赤芍藥剉各一兩　小油四兩

已上四味用小油浸七日七夜濾去滓

乳香研二兩　歷青濾持拔一上六兩　黃丹羅過一十兩

加血竭半兩另研　沒藥一兩另研　琥珀一兩搗碎研

右件乳香歷青鐵鍋內以慢火熬令消盡爲度時月看硬軟旋旋入前項浸藥油加減用之候硬軟停當以綿濾在水盆內持拔白色旋入黃丹再持拔顏色勻於磁盒子內存放每用鐵銲子攤在厚軟紙上貼患處

神効膏　治損撲着筋骨疼痛

小椒二兩炒黃色　乳香八錢另研

右爲細末用好醋打麵糊調藥塗在痛處上用紙貼之

大紅膏方

乳香　當歸各二兩　琥珀

香白芷　沒藥　白芍

白及　白斂各一兩　歷青一十六兩

黃丹一兩　小油四兩　綿子一兩

木炭三斤　定磁椀二隻

右上八味爲細末同歷青一處放在椀內用文武火熬以歷青溶開次下小油徐徐下之看覷硬軟得所用綿濾在木盒內放溫次下丹熬成膏若用時攤於紙上用之

御藥院方卷第十

癸巳新刊御藥院方卷第十一

較勘無差

治婦人諸疾門

芎藭湯　治產後去血過多運悶不省及傷胎去血多崩中去血多金瘡去血多拔牙齒去血多不止懸虛心煩眩運頭重目暗耳聾滿塞舉頭欲倒並皆治之

芎藭三兩　當歸三兩去蘆頭洗切焙乾

右為麤末每服三錢水一盞半煎至一盞去滓稍熱服不計時候

詵詵丸　治衝任不和子臟怯弱或經墮胎後氣不復常丸藥常服調和衝任滋益氣血

熟地黃　當歸各二兩　延胡索

澤蘭葉各一兩半　川芎　赤芍藥

白薇　人參　金釵石斛

牡丹皮各一兩

右件爲細末醋煮麪糊和丸如梧桐子大每服五十丸空心溫酒送下或溫粥飲亦得

黑神丹　治婦人產後大發熱消渴不止煩燥不休或汗病後胃脘愛水者並宜服之

黑附子炮裂去皮臍一兩　天麻去蘆頭　天南星炮裂

桂去皴皮　半夏漿水煮焙乾　麻黄去根節

乾薑炮已上各一兩半　草烏頭二兩炮裂去皮臍

白附子炮黄色半兩　麝香去毛細研一兩

天雄二兩慢火上炙熱好酒內蘸如此七返無令折藥力更用童子小便內蘸七返掘一坑子約深五寸先用熱火坑內炙乾去火坑內酒約半升天雄在內用磁椀蓋定周迴泥了不教漏氣冷定取出用之

右一十一味各修製訖一處碾爲細末煉蜜和搜成劑約搗千餘杵丸如彈子大發熱渴用蜜水化服欲出汗熱酒化服汗病後胃脘硬愛水依

前川藭水化服一丸

延齡護寶丸　治婦人血臟虛損經候過多每行昕暴下不可禁止因成崩中連日不斷致五臟空虛失色黃瘦崩竭暫止日少復發不耐動搖小勞輒劇此藥但澄心服必有大効

禹餘糧石二兩醋燒淬七次　龍骨　人參

桂　赤石脂　紫石英研

熟乾地黃　杜仲去粗皮剉炒　桑寄生

續斷　吳白芷　芎藭

當歸剉炒　金釵石斛去根剉炒　遠志去心

白茯苓去皮　阿膠炒　牡蠣煅

五味子　艾葉各炒已上一兩

右二十味同爲細末煉白沙蜜和丸如梧桐子大

每服四五十丸溫粥飲下空心食前

活血散　治衝任氣虛經事不調或多或少或前或

後並治之

當歸　川芎　白芍藥

延胡索各四兩　肉桂去粗皮一兩

右爲麤末每服抄五大錢水一盞半煎至七分去

滓稍熱食後服

螽斯丸 治婦人無子術金城大守范羅謹上臣驗此術若服藥四十日無子請戮臣一家以令天下醫人賜子丸

附子生去皮臍 白茯苓去黑皮 白薇

半夏湯洗七次 杜仲去麤皮 桂心

厚朴去麤皮 秦艽已上各三錢 防風

乾薑生 牛膝 沙參已上各二錢

細辛去苗半兩 人參四錢

右件為細末煉蜜和丸如小豆大日服五丸空心任下如覺無益稍加丸數為度如服七日後陰

覺有娠三日後不可更服臣妻年二十七歲無子服此藥有娠又殘藥與前太子中舍宇文妻李氏年四十無子服此藥十三日有娠此藥名螽斯丸屢用屢驗此方不可不廣傳與人夫不在家不可服

靈寶散 治血氣刺痛引兩脇疼痛及痃癖刺氣

丁香 木香 乳香各一錢半

當歸 玄胡索 白芍藥各半兩

右件爲細末每服一錢溫酒調下食前

五聖丸 調益榮衛滋養氣血治衝任氣虛損月水

不調臍腹疼痛崩中漏下血瘕塊硬發歇疼痛妊娠宿冷將理失宜胎動不安血下不止及產後乘虛風寒內搏惡露不下結生瘕聚小腹堅痛時作寒熱

當歸　熟乾地黃　川芎

白芍藥各一兩　生乾地黃二兩

右件為細末酒煮麵糊為丸如梧桐子大每服六七十丸食前溫酒送下

人參荊芥煮散　治婦人血風勞氣攻刺疼痛四肢無力不思飲食多困黃瘦胸膈痞滿經水不利心

多怔忪並治之

荆芥穗四兩　柴胡　秦艽去蘆頭洗去泥

肉豆蔻　白芷　黄耆

鱉甲醋炙黄洗淨　桔梗　官桂去皮各二兩

當歸　川芎　蓬莪茂

麥門冬去心　芍藥　人參

茯苓　海桐皮　甘草炙

枳殼麩炒去瓤　熟乾地黄　酸棗人

木香各一兩　沉香　檳榔各半兩

右件羅爲末每服三錢水一盞生薑三片烏梅一

箇煎至七分溫服一日四五服如覺臟腑熱即空心食前服小便多即食後臥時服如患氣血塊立得消化亦治丈夫風勞病其功不可具述

茯苓湯　治妊娠惡阻嘔逆惡心四肢疼痛惡聞食氣惚忪煩悶多損墜宜安胎調勻血脈

白茯苓去皮　旋覆花各三兩

生乾地黃本方用二兩儀副使添半兩計用二兩半

陳橘皮一兩半　細辛去苗本方用一兩半儀副使減半兩只用一兩

芎藭　人參　芍藥

桔梗去蘆頭炒　甘草炒令赤色各一兩半

右件一十味麤搗篩每服三錢匕以水一盞同煎至六分去滓溫服不拘時候

保安丸　治婦人產前產後三十六種冷血風半身不遂手腳疼痛諸疾並宜服之

赤茯苓（去粗皮）　牡丹皮　白芍藥（各三分）

石茱萸　沉香（各一分）　人參（去蘆頭）

桂（去麤皮）　當歸（洗去土切焙）　牛膝（酒浸）

吳白芷　木香　藁本（去蘆頭）

麻黃（去根節）　川芎　細辛（擇淨）

黑附子（炮去皮臍）　蘭香葉　甘草（炙剉）

寒水石燒　防風去蘆頭者　桔梗去蘆頭

蟬殼去足翅已上一十七味各半兩　馬鳴退炙

生乾地黃各一兩

右件二十四味杵羅為細末煉蜜和丸如小彈子大每日空心用温酒化下一丸療八風十二痺痼瘕乳中風淋血聚并治胎不安子死腹中不過三九生下死胎胎衣不出一丸便出產前產後痢并赤白帶下及嘔逆填心痰氣煩滿一丸差產前產後腹中疞痛遶臍下如刀刺相似者一丸便止入難月便一日一服至產下可覺疼

痳產前傷寒中風體如板者以熱煎麻黃湯化

下一丸立效經脈不通或頻併來或赤白喫食

無味瘦惡作寒作熱面赤唇焦手足煩痳遍身

黑點生血斑者一切病服此藥悉愈每服一丸

細嚼空心溫酒送下

大保生丸　調和本氣主療諸疾滋補榮衛久服之

大有功益

生乾地黄　人參　藁本

白茯苓　當歸　赤石脂

白芷　玄胡索　肉桂去皮

白薇　白芍藥　川芎

白朮　甘草炙　牡丹皮

沒藥已上各半兩

右件爲細末煉蜜和丸如彈子大每服一丸溫酒化下空心食前服

六神湯 治脾氣不和榮衛不足怠墮困倦可嗜飲食服之補眞養氣進美飲食充實肌膚並宜服之

當歸　熟地黃　白芍藥

川芎　地骨皮　黃耆各一兩

右件六味擣篩爲麤末每服五錢水一盞半煎至

八分去滓空心溫服

當歸地黃丸 治婦人血氣不和月事不勻腰腿疼痛

當歸 熟地黃 川芎
白芍藥各二兩 南玄胡索 牡丹皮各一兩
人參 黃耆各半兩

右為細末煉蜜和丸如梧桐子大每服三十丸米飲送下食前日進二服常服平養氣血

人參荆芥散 治婦人血風氣滯身體疼痛頭昏目澁心忪煩悶寒熱盜汗頰赤口乾痰嗽胸滿精神

不爽或月水不調臍腹疠痛痃癖塊硬疼痛發歇或時嘔逆飲食不進

荆芥穗　人參　白朮

桂　生乾地黄　柴胡

鱉甲塗酥炙黄去裙襴　枳殼麩炒去穰　羚羊角鎊

酸棗人微炒已上各一兩半　芎藭　當歸

防風　牡丹皮　赤芍藥

甘草剉炒已上各一兩

右為麤末每服五錢水一盞半入生薑三片煎至八分去滓熱服不計時候

必效散　治婦人本經不調及崩漏不止

椶皮燒　木賊去節各二兩燒灰存性研細　麝香一錢研

右研勻每服二錢溫酒調下食前

旋覆花丸　治停痰積飲在脇下久而不愈漸成大癖心腹脹滿羸瘦不能食雖食不消化善噫乾嘔大小便或澁或利在腸中動搖有水聲或口乾好飲水漿兩脇疰痛服之必安久服除根

旋覆花去梗　桂去皮　枳實麩炒去穰

人參各一兩　乾薑炮　芍藥

白朮各一兩二錢半　赤茯苓　狼毒

川烏頭炮去皮臍各一兩七錢半　芫花醋浸半日炒乾

吳茱萸湯浸去滑炒黃色　橘皮去穰　細辛去苗葉

大黃微炒　黃芩去黑心　厚朴去粗皮生薑製

葶藶隔紙炒各七錢半　甘遂炒半兩　礜石火燒赤一兩七錢半

右二十味爲細末煉蜜爲丸如梧桐子大每服一十丸漸加至二十九溫酒下不拘時候日進二服

虎骨散　婦人血風走注疼痛

虎骨酥炙　敗龜醋炙　當歸

桂去皮　地龍去土炒　牛膝去苗酒浸

漏蘆　威靈仙去土　延胡索

自然銅煅醋七遍淬各一兩

右一十味同爲細散每服一錢匕熱酒調下每日一服

禹餘糧散　治氣血傷衝任虛損崩傷帶漏久而不斷或下如豆汁或成片如肝或五色相雜或赤白相兼臍腹冷痛面體痿黃心忪悸動發熱多汗四肢困倦飲食減少

禹餘糧醋淬　伏龍肝　赤石脂

白龍骨　牡蠣　烏魚骨

桂去皮　浮石各等分

右件同爲細末每服三錢煎烏梅湯調下食前服白多加牡蠣龍骨烏魚骨赤多加赤石脂禹餘糧黄多加伏龍肝桂心隨病加治

當歸良薑散　補養血氣去心腹疼痛脇肋脹滿經絡不調或帶下赤白腰脚冷痛一切固疾

高良薑五兩　厚朴去皮薑製二兩　當歸

桂去皮各三兩

右用紗羅子羅每服二錢水一盞入艾十葉同煎至七分去滓熱服食前

滋陰丹　養血和氣調順榮衛充成肌膚活血住顔久服大補衝任匀順月經神良不可具述

熟乾地黄　生乾地黄　白茯苓

人參各二兩　黄耆　甘菊花

枸杞　丹參　柏子人炒

白芍藥各一兩

右件爲細末煉蜜和丸如梧桐子大每服五十丸至六十丸米飲下空心食前日進二三服

抽刀散　治婦人心腹脇肋疼痛不可忍者産前後用尤佳

川烏頭炮去皮臍　牡丹皮　芍藥

乾薑炮　桂心　沒藥

當歸此方無分兩

右為細末每服二錢熱酒調下不過三服輕可一服效產後加紅花

廣胤丹　治久無子息方

黃耆剉細秤一兩半　人參上黨者去蘆秤一兩　川續斷剉秤

澤蘭葉去枝秤　熟地黃焙乾秤　牡丹皮揀淨秤

延胡索秤　白芍藥　川芎

白薇已上各一兩　嫩鹿茸燎去毛酥酒塗炙乾別杵秤一兩

白茯苓去黑皮一兩　當歸去苗洗淨切炒乾秤一兩

肉蓯蓉酒浸軟去皺皮切焙乾秤一兩　防風去苗及叉尾者秤一兩

藁本去苗土秤一兩　華細辛去苗葉土吹搓羅過秤一兩

陳皮湯浸去白焙乾秤一兩　蓬莪茂

京三稜二味各和白麵裹慢灰火中煨熟去麵就熱杵碎秤各一兩

乾薑炮裂秤一兩半　木香半兩　肉桂去麤皮秤半兩

山茱萸半兩　甘草剉炒秤二兩　黑附子炮裂去皮臍秤三錢

覆盆子去萼枝扶淨秤二兩

右二十七味同擣為細末煉蜜和丸如彈子大每

服一粒空心食前細嚼溫酒下日進三服有孕

佳服臣祖母常服此藥而生七男以此常合此藥與人服餌而皆應効

沒藥丸　治婦人本經不調肌瘦發熱飲食減少

沒藥　莨菪子　乾薑

蒼朮　川芎　熟乾地黃

白芍藥　當歸各一兩　血竭半兩

右件除血竭沒藥外並㕮咀先炒莨菪子燋黑色次下乾薑炒令黃次下蒼朮微黃色次下川芎等藥並令微黃色與血竭沒藥等同爲細末醋炙麵糊爲丸如梧桐子大每服五六十丸漸加

至八九十丸空心食前溫酒送下或醋湯亦得

日進二服

滋血湯　治婦人皮聚毛落心肺俱損血脈虛弱月

水愆期益氣養血調進飲食

人參　白茯苓去皮　熟乾地黃

川芎　當歸　白芍藥

乾山藥　黃耆已上各一兩

右件爲麤末用馬尾羅子羅每服五錢水一盞半

煎至一盞去滓溫服

當歸血竭丸　治婦人產後惡物不下結聚成塊心

胸痞悶及臍下堅痛

當歸炒剉二兩　血竭二兩　蓬莪茂炮二兩

芍藥二兩　五靈脂四兩

右件爲細末醋麵糊和丸如梧桐子大每服四十丸溫酒下或溫粥飲下空心食前

地髓煎丸　治婦人經氣不調虛煩發熱肌體瘦悴形羸困弱飲食不進欲成勞病

熟乾地黄不以多少

右爲細末煉蜜和丸如梧桐子大每服五十丸溫粥飲送下空心食前

八珍湯　和榮衛理順陰陽滋血養氣進美飲食

當歸　川芎　赤芍藥

熟地黃　人參　茯苓

甘草炙　縮砂仁各等分

右爲麄末每服三錢水一大盞入生薑七片棗三枚去核同煎三五沸去滓放溫空心日進二服

萬病丸　治婦人久虛血氣衰少怠墮嗜臥飲食不進精神不足

熟乾地黃　當歸各四兩

右爲細末蜜麵糊和丸如梧桐子大每服五十丸

溫粥飲送下空心食前

滋陰湯　治婦人血熱氣虛經候不通或血聚支體麻木肌熱身重倦怠少力將成勞瘵不可妄行破血湯丸宜滋養潤利

馬鞭草　荊芥各四兩　官桂

川芎　白芍藥　當歸各二兩

枳殼三兩　牡丹皮一兩

右為麤末每服四錢水一盞半入烏梅半枚同煎至一大盞去滓溫服食後

加味四物湯　治婦人衝任不調臍腹疼痛或月事

失時不來及衝任太過致使陰陽不和或發寒熱
漸減飲食欲成勞病

當歸　地黃　芍藥

川芎各一兩　柴胡半兩　黃芩二錢半

右㕮咀服食依前

滋榮丸　治婦人本經衰少愆期不來及有血結成
塊臍下堅硬疼痛不消並宜治之

熟乾地黃　人參　五味子

赤芍藥　當歸　遠志去心

白茯苓去皮　牡丹皮　桂心

藁本一兩已上各　防風　卷柏

細辛　山藥各半兩　白术二錢

右爲細末煉蜜和丸如梧桐子大每服三十丸食前空心溫酒下日進二服

地黃膏子　治婦人本臟血氣衰少困倦無力或發熱飲食減少並宜服之

熟乾地黃八兩　淨蜜一斤八兩

右將熟乾地黃爲細末同蜜熬成膏子丸如梧桐子大每服四五十丸溫酒送下米飲亦得食前或作膏子酒化服或不飲酒者白湯化服亦得

當歸沒藥丸　治婦人眞氣虛憊血氣衰少不能榮養致使經氣不來或發寒熱飲食減少怠隳嗜臥以致虛勞

當歸炒剉　沒藥　川薑炮

天仙子炒黑色　蒼朮炒黃色　芍藥

熟乾地黃　川芎已上各等分　紀二兩爲科

右件八味爲細末麵糊爲丸如桐子大每服五十丸溫粥飲送下食前

經候

論曰經者常候謂其一身之陰陽愆伏知其安危

故其來必以月太過不及皆爲不調過於陽則前期而來過於陰則後期而至其有乍多乍少斷絕不行崩漏不止亦由陰陽衰盛寒熱爲邪詳說於下若經候乍多乍少或前或後臍腹㽲痛面色不澤久不治之漸至虛損俱令人斷產變生他病此由衝任虛弱後致榮衛不調或陰氣乘陽胞寒氣冷血不運行故乍少或陽氣乘陰血熱流散故令乍多當調其陰陽順其血氣宜服

禹餘糧丸

禹餘糧燒醋淬　龍骨

桂去皮

川烏頭炮　紫石英　人參

桑寄生　杜仲去皮炒　五味子

遠志去心　澤瀉　當歸切洗焙

石斛去根　蓯蓉　乾薑各二兩

牡蠣燒　甘草炙　川椒去目炒出汗

右爲末煉蜜和丸如梧桐子大米飲下二十丸漸加至三十丸日三服

治小兒諸疾門

玉柱杖散　治急慢驚風發不時省

全蠍七个　薄荷十四葉　麻黃七條

右三味以溫湯浴潤以兩葉　蠍一箇川麻黃一條縛定炒至燋黑次入白朮半兩生薄荷自然汁浸透焙乾

右同爲末每服半錢煎丁香柿蒂湯調下不拘時候

珍珠丸　治風化痰

珍珠米　朱砂　雄黃

輕粉　蠍稍各一錢

右爲細末粳米飯和丸如粟米大每服二十丸不拘時候薄荷湯下

塗顖麝香散　治小兒百日內發搐

麝香一字匕　蠍尾去毒半錢匕　薄荷葉半錢匕
蜈蚣一字匕　牛黄末一字匕　青黛末一字匕
右同研匀棗肉就新綿上塗貼顖上
三味天漿子散　治小兒慢驚風
天漿子　白殭蠶炒　乾蠍各二十个炒
右爲細末每服一字煎麻黄湯調下或薄荷湯調下無時
五味天漿子散　治小兒急慢驚風
天漿子一錢　朱砂末一錢半　龍腦一錢
蜈蚣一十條炙　乾蠍一十个炒

右爲細末每服一字煎薄荷湯調下不拘時候

通聖餅子　治小兒慢驚風瘛瘲多咽喉不利手足搐搦

天麻　使君子去皮　白殭蠶炒

白附子炮　天南星炮各一分　乳香

青黛　蠍梢炒　膩粉

水銀各一錢　黑鉛半錢與水銀結沙子　麝香

腦子各半錢　無食子一對去皮

右爲細末麵糊和爲丸如梧桐子大捏作餅子每服一餅子用薄荷湯化下食後臨睡服量兒大

小加減

引風湯　治大人癇顛口有涎沫牽引口眼手足少小驚瘈瘲日數十發醫所不治

大黃生　乾薑生　龍骨各四錢

桂三錢　甘草炙　牡蠣炒各一錢

凝水石生　滑石　赤石脂

白石脂　石膏　紫石英各六錢

右爲麤末每服三錢匕水一盞半煎取七分清汁食後臨卧溫服小兒以意斟酌與服

聚寶膏　治小兒一切驚風壯熱涎多精神昏憒目

睛上視手足搐搦饒睡多驚

朱砂二兩　犀角屑　西琥珀

玳瑁各一分　南硼砂　龍腦各一錢

牛黃　麝香各半錢　人參

茯苓各三分　紫河車二兩　甘草生一兩

銀箔五片研　茯神一分　珍珠一分

右為細末煉蜜和丸如雞頭大每兩作三十丸每服半丸煎薄荷葉湯化下乳後常服安魂定魄治驚寧神響音聲利咽嗌解諸毒涼上焦療驚搐

導赤散　治小兒心熱其證目赤口中氣溫合面睡或上竄咬牙

生乾地黄　木通　甘草各二兩

右爲麤末每服三錢水一盞入竹葉三片煎至八分食後溫服量大小加減

雙金散　治天瘹驚風目久不下眼見白睛兼角弓反張聲不出者

蜈蚣一个去頭足尾真酥塗慢火炙黄置砧子上面南立用竹刀子當脊縫中停劉作兩个左邊者入一左貼內寫左字右邊者亦入一貼

子內寫右字不得交錯大悞矣

麝香一錢 細研分二處先將左邊者同於乳鉢內研作細末却入在左字貼內收起別用乳鉢將右邊字者入麝香同研極細却入右字貼內收不得相犯

右以細葦筒子取左字貼內藥少許吹在左邊鼻右亦如之用藥不可多若眼全未下更量添些小其眼隨手便下即止大有神效

利膈丸 治風勝痰實喘滿咳嗽風氣上攻

黑牽牛四兩半生半炒 皂角不蛀肥者去皮子塗酥炙黃二兩

槐角子半兩　青皮去白半兩　半夏湯洗七次焙乾一兩

右爲薑湯下薑汁麵糊和丸如黍米大每服十五丸至二十丸溫生薑湯下

聖惠烏犀丸　治小兒驚風癇病及諸風手足搐搦不定

烏犀角屑　天南星炮製　白附子炮製

乾蠍微炒　天麻各一分　白花蛇半兩酒浸去皮骨焙乾秤

已上六味爲細末以無灰酒一小盞同入銀器內煎令稠則入後七味同和爲丸

牛黃　麝香　膩粉

龍腦　水銀以棗少許研星盡各一分　朱砂半兩水飛

虎睛一對酒浸酥炙為末

右七味都研合勻入前膏子為丸如麻子大每服三丸用竹瀝下不拘時候量大小以意加減

聖惠牛黃丸　治小兒中風手足拘攣身體強直口禁壯熱

牛黃　犀角屑　麝香

羚羊角屑　胡黃連　朱砂

鈎藤　雄黃　水銀棗肉研

乾蠍　天竺黃已上各一分　烏蛇半兩酒浸去皮骨焙

右爲末蒸餅和丸如黍米大每服五丸薄荷湯下量兒大小加減服之

大水銀珠丹　治小兒驚風壯熱涎多發癇手足搐搦目睛上視及風蘊痰實心膈滿悶嘔吐痰涎

黑鉛煉十遍秤三兩與水銀結沙子分爲小塊同甘草十兩水煮半日候冷取甘細研

水銀三兩　鐵粉三兩　朱砂飛半兩

膩粉研一兩　天南星炮爲末三分

右同研細以麵糊爲丸如麻子大每一歲兒服一丸用薄荷蜜湯利爲度未利再服乳食後

大天南星丸　治小兒急慢驚風涎潮發搐目睛上

襯口眼相引牙關緊急背脊强直精神昏塞連日

不省

滴乳香　龍腦　牛黃各半錢

朱砂三錢　麝香一錢半　天南星半兩牛膽製

人參　天麻　防風各一分

蠍十四个湯浸國去後內土微

右杵研爲末煉蜜爲丸如雞頭大每兩作五十丸

每服一丸荆芥薄荷湯化下看兒大小以意加

減服不計時候

開胃丸 治小兒臟腑怯弱內受風冷腹脇脹滿腸

鳴泄利或青或白乳食不化又治臟冷夜啼胎寒腹痛

木香　蓬莪茂　白朮

人參　當歸剉炒各半兩　麝香一分細研

白芍藥一分

右為末都研勻湯浸炊餅為丸如黍米大每服十五丸溫米飲下又一法煉蜜和搜每兩作五十丸每服一丸米飲化下不拘時候

導飲丸　消乳食化痰涎

荊三稜三兩一錢　蓬莪茂三兩一錢　青皮去白

陳皮去穰　白朮各一兩半　檳榔

枳殼去穰麩炒　木香各一兩　白茯苓半兩

半夏一錢生薑六錢製

右爲細末煉蜜和丸每兩作五十丸不拘時候淡生薑湯化下一丸或溫水亦得

涼驚丸　治風熱相搏手足搐搦目睛上視

草龍膽末　防風末　青黛末

鈎藤末各三錢匕　牛黃　麝香各一錢匕

黃連末二錢匕　龍腦一錢匕

右同研勻麵糊爲丸如粟米大每服三五爲至一

二十丸煎金銀湯送下温服

人參橘皮湯 治小兒吐乳令乳母服此藥

人參一兩 橘皮去白半兩 乾生薑半兩

右爲麤末每服三錢水一中盞煎至六分去滓温分二服服了良久令兒飲乳大效

水銀褊丸子 治小兒驚風壯熱涎甚喘麤或發搐搦或目睛上視及因乳哺不節胸滿嘔逆精神迷悶發癇瘈瘲並宜服

水銀一兩 黑鉛一兩與水銀結沙子 乾蠍全者

膩粉各一分 黃明膠炙令黃炒一錢 鉛白霜研一分

青黛研一分　百草霜黑燒一分研

牛黃研一分　巴豆一兩去皮心膜醋煮令黃

右為細末入研藥末勻以陳粟米飯和丸如菉豆大捏褊每一歲兒服一丸二歲服二丸三歲服三丸四歲已上服四丸川乾柿湯下薄荷湯亦得更審虛實加減服利下青黏滑涎為度乳食後服不得化破

百常膏　治一切積聚心腹疼痛年月深久者皆治之百歲至一歲皆服

丹砂研　膩粉各半兩　水銀

鉛結沙子各一錢　牛黃　龍腦

鉛霜研各二錢　粉霜研　陽起石研各二分

黃蠟半兩　巴豆肥者一百二十粒去皮心膜研出油取霜

蝎稍炒一分　半夏一錢湯洗七次二味杵羅爲末

右件一十三味合研極勻鎔蠟并熟蜜少許同和成膏旋丸如梧桐子大小兒如黍米大每服三丸至五丸量大小虛實加減服吐逆藿香湯下取熱積生薑蜜水下取冷積乳香湯下風涎薄荷湯下便利米飲下

龍驚丸　治驚風諸癇壯熱昏憒神志不寧痰涎壅

塞或發搐搦目睛上視並皆治之

雄黃飛研一錢半　青礞石研一錢　鐵粉一錢半

朱砂飛研三錢　地黃火煆醋淬飛二錢　蝦蟆灰一錢半

右同研勻水浸飪餅和丸如梧桐子大每服一丸煎薄荷水磨剪刀股化下日二三服此藥治驚化涎不用銀粉小兒臟腑口齒腸胃柔弱丸用銀粉藥切須慎之

木香化滯丸　治小兒宿食不消心腹滿脹嘔吐壯熱

木香　京三稜　青橘皮去白各一兩

補骨脂二兩　黑牽牛四兩炒令黑羅取麵二兩

右五味擣羅爲末滴水和丸如黃米大每服一二十丸溫水下不拘時候

金珠化痰丸　治痰熱安神志除頭痛眩運心忪恍惚胸膈煩悶涕唾稠黏痰實咳嗽咽嗌不利

金箔爲衣二十片　辰砂二兩飛研　皂角子仁炒微黃一兩

白礬光明者於鐵器內熬令汁盡放冷研一兩　鉛白霜細研一兩

天竺黃一兩研　生白龍腦細研半兩　薑製半夏四兩

右爲細末入研藥勻生薑汁麵糊和丸如梧桐子大小兒如黍米大每服十丸至十五丸食後臨

卧生薑湯下

洗浴菖蒲湯 散風截癇

菖蒲三兩一寸九節者 防風 荊芥穗各二兩

石膏 梅根各一兩

右件擣羅爲麤末每用五匙頭水三椀煎三五沸

適寒溫浴兒先洗頭面次浴身體爲佳

大青膏 治小兒傷風其候伸欠煩悶口中氣熱或

偎人惡風脉浮

大青生一分 白附子生一錢半 蠍尾生半錢

朱砂一字匕 青黛一錢 麝香一字匕

烏蛇稍肉半錢　天竺黃一字匕

右爲細末朱砂研入生蜜和成膏月内兒粳米大一歲皂子大餘以意加減用溫薄荷湯化下

惺惺散　治小兒風熱瘡疹傷寒時氣頭痛壯熱目澁多睡咳嗽喘麤鼻塞清涕

桔梗　細辛去葉　人參去蘆頭

甘草炙　白茯苓去皮　瓜樓根

白术各一兩　加川芎一兩

右爲末每服一錢水一小盞入薄荷三葉同煎至四分溫服如要和氣入生薑煎服不計時候

人參羌活散　治小兒寒邪溫病時疫瘡疹頭疼體痛壯熱多睡下治潮熱煩渴痰實咳嗽

羌活去苗　獨活去苗　柴胡去苗

人參去蘆　芎藭去苗　枳殼去瓤麩炒

白茯苓去皮　甘草炙各二兩　前胡去蘆頭

桔梗　地骨皮去土　天麻酒浸炙各半兩

右為散每服一錢以水七分入薄荷少許煎至五分去滓溫服不計時候

大鎮心丸　治小兒精神不爽寢寐多驚心忪恐悸四肢戰掉舉動欲倒狀類癎風或煩躁而多啼退

驚風化痰涎壯心氣益精神

生犀角鎊末　鐵粉研各一兩　羚羊角鎊末

龜甲鎊末　赤箭各半兩　牛黃研

茯神去木　遠志去心　真珠末研

人參　桂去粗皮　蛇蛻皮炙令焦黃

天竺黃研　龍腦各一分研　麝香研

菖蒲各半兩　丹砂研半分　金箔研

銀箔研各五十片

右一十九味擣研爲末煉蜜和丸如梧桐子大每服一丸至二丸食後臨卧薄荷湯化下更量大

小加減

牛黃散　治心肝臟風熱致眼偏視宜服之

牛黃一錢細　犀角屑　甘菊花

天麻　槐子　人參去蘆頭

芎藭　防風去蘆頭　車前子

決明子　黃耆剉　蔓荊子已上各半兩

朱砂一分研　龍腦一錢細研　甘草一分炙赤剉

羚羊角屑半兩

右件藥擣細羅為散入研了藥同研令勻每於食後以竹葉湯調下一錢臨臥再服

羚羊角散 治眼風邪所攻瞳人不正顏覷常偏宜服

羚羊角屑一兩半 犀角屑一兩 龍腦一分細研

牛黃一分細研 朱砂半兩細研 赤芍藥

甘菊花 細辛 防風去蘆頭

酸棗人微炒 沙參去蘆頭 蔓荊子

玄參 人參去蘆頭 蕤人去赤皮各三兩

天竺黃半兩研 蜜蒙花一兩 甘草半兩炙微赤剉

右件藥擣細羅為散入研了藥更研令勻每於食後以竹瀝湯調下二錢

寒水散　治肝風暴赤目睛偏視

青黛一錢　大豆去皮三錢　馬牙消二錢

黃連二錢　黃蘗三錢

右件同擣羅爲細末每用一錢蜜少許冷水調成膏緋絹作花子如小錢大攤藥於上貼太陽穴病左貼右病右貼左

錢氏羌活膏　治脾胃虛肝氣熱盛生風或取轉過或吐瀉後爲慢驚者亦治傷寒川無不效

羌活去蘆頭　川芎　人參切去頭

白附子炮　赤茯苓去皮已上各半兩　天麻一兩

白殭蠶（酒浸炒黃） 乾蠍（去毒炒） 白花蛇（酒浸取肉焙乾）

各一分

川附子（炮去皮臍） 防風（去蘆頭切焙）

麻黃（去節秤各二錢） 肉豆蔻 雞舌香（母丁香）

藿香葉 沉香 木香（各二錢）

輕粉（一字） 珍珠末 牛黃（各一錢半）

龍腦（半字） 麝香（一錢半） 雄黃

辰砂（各一分已上七味各另研入）

右同爲細末熟蜜丸劑旋丸大豆大每服一二丸食前薄荷湯或麥門冬湯溫化下實熱急驚勿服性溫故也服無時

金砂丹　治中風涎潮失音不語面赤脈浮大數急迷悶口眼喎斜但係風熱之疾半身癱曳或傷寒剛痓瘈瘲口噤小兒急慢驚風並皆治之

白花蛇　烏蛇各用酒浸一宿去皮骨各一兩　蠍稍去毒微炒

殭蠶炒　犀角　玳瑁

天麻　人參　茯神

甘草炒各一兩　腦子　麝香

牛黃　雄黃　珍珠末

天竺黃　鐵粉另研各二錢半　銀箔二百五十片

金箔二百五十片於內留七十片爲衣　朱砂五兩通明水飛

右件二十味爲細末再研勻用眞石腦油爲丸每兩作一十九用金鉑爲衣每服一粒煎人參湯化下或竹葉湯亦得新汲水亦得小兒量大小虛實服不拘時候

虎睛膏 治小兒胎風及驚風

虎睛一雙酒浸炙微黃 天麻 乾蠍微炒

烏蛇肉炙小黃 羌活 獨活

殭蠶炙 麝香細研已上各二錢半 金箔爲衣

右件藥擣羅爲末以蜜和丸每兩作四十九前項金箔爲衣每服一丸薄荷湯化下不拘時候

丹砂鎮心丸　治小兒心神不寧有時驚悸目睛偏視痰涎不利甚則瘈瘲服之安鎮心神罷驚止搐

朱砂一兩飛研　牛黃一錢　生龍腦

麝香各一錢　鉛白霜二錢　天竺黃二錢已上各細研

天麻明大者二兩　人參半兩　茯苓半兩白者去黑皮

甘草炙半兩

右一十味爲細末與研藥同研勻細煉蜜和丸如雞頭實大每服一丸煎金銀薄荷湯化下

五味麝香餅子　治小兒驚風發搐目睛斜視胸膈多痰搐搦不定神昏不惺又治變蒸溫壯不解

麝香半錢研　青黛三錢研　全蠍一十五枚去毒生用

蜈蚣一對生用　石膏一兩飛研細

右爲細末研勻湯浸油餅爲丸如梧桐子大捏作餅子每服五七餅子金銀薄荷水化下

祛風墜涎丸　治小兒諸癇

荊芥穗　蜜陀僧　白礬各半兩生

半夏一兩湯洗　朱砂一錢爲衣

右爲細末水糊爲丸如黍米大朱砂爲衣每服三十丸荊芥湯下乳後

青芝散　乳母服之

青黛三錢別研　藍實三兩　白芝麻九兩生用

已上三味同爲末入青黛令勻每服三錢沸湯點

服食後日進二服常服甚效

木香通氣飲子　治一切氣病噎塞食飲不下

青皮去白　木香　檳榔

陳皮去白各半兩　香白芷二錢半　蘿蔔子半兩炒

藿香葉一兩　甘草炒半兩　人參半兩

枳殼麩炒去穰半兩

右爲細末每服三錢水一大盞煎至八分去滓溫

服不拘時候

乾蠍天麻散 治小兒慢驚風

乾蠍全者十枚炒 蔓陀蘿十朵垂一字 天麻二錢半

乳香研 天南星炮 丹砂研各一分

右六味搗研爲細散每服半錢匕薄荷湯調下不拘時候

大惺惺丸 治驚癇百病及諸壞病不可具述

辰砂研爲衣 青礞石 金牙石各半錢

雄黃一錢 蟾灰二錢 牛黃二分半另研係一字

麝香半錢另研 龍腦三分半另研係一字 蛇黃醋淬五次三錢

右研勻細水煮蒸餅爲丸朱砂爲衣如菉豆大百

月兒每服一丸一歲兒每服二丸薄荷湯溫化下食後

牛黃丸　治小兒風癇發即迷悶手足搐掣口內多涎良久不惺

牛黃二錢半　天南星生　白殭蠶生

白附子生各半兩　乾蠍生　麝香細研

半夏湯洗七遍去滑　蟬殼各二錢半　天麻半兩

水銀

右件藥並生用搗羅爲末又以水銀一兩煮棗三十枚去皮核與水銀同研令星盡入前藥末和

丸如菉豆大如隔日發者每服煎黄牛乳汁下三丸日三服如驚風即煎荆芥湯下兩丸

太一丸 治胎癇正發未分差後亦宜常服

天漿子微炒 蠍稍各二十一个 防風

天麻 朱砂各五錢 麝香一錢

右爲細末乳汁調下不拘時候加減服

斷癇丸 治胎風久爲驚癇時發時愈

蛇蜕三寸微炒秤重平分 蟬蜕炒四枚秤重半錢 牛黄半錢

鈎藤鈎子 黄耆 細辛

甘草生已上各半兩

右爲細末研勻麵糊爲丸如小黍米大每服百粹內兒三五九人參湯送下不拘時候量兒大小加減服

人參茯神湯　治諸癎心神不定

羚羊角末　人參　茯神

白鮮皮各一兩　天門冬去心　酸棗人各半兩

天竺黃　甘草炙各一分

右爲細末每服一錢水八分入生薑薄荷各少許煎四分去滓溫服

寧眠散　治搐搦不得安臥

天南星炮裂　人參去蘆頭　白附子炮各半兩

乾蠍生用二十个　乾赤頭蜈蚣一條酒浸酥炙微黃

乳香　血竭各一分

右件同諸藥拌勻每服一字至半錢用酒好少許浸薄荷煎湯調下每兒潮搐服之得眠睡是驗

安神散　截癎安心神

白茯苓二兩　人參　遠志

石菖蒲　白鮮皮各一兩　石膏半兩

犀角屑　甘草炙各一分

右爲麤末每服一錢水一盞入去心麥門冬少許

煎五分去滓放溫時時與服

醒風煎 治小兒風癇涎潮發搐不省人事

白花蛇頭一枚自開口者生用 乾蠍全者半兩

牛黃研半錢 丹砂研一分 龍腦研半分

麝香研半錢

右六味擣研爲細末煉蜜和爲煎瓷盒內收每服一菉豆大薄荷湯水化破服之量小兒大小加減服

抱龍丸 治壅嗽痰實欲生驚風時作潮熱宜服

天南星牛膽製二兩 天竺黃半兩 雄黃另研二錢半

辰砂（另研二錢半）　麝香（另研一錢半）

右為末將研藥一處拌和勻煉蜜和丸如芡實大每兩作五十丸煎薄荷甘草湯化下一丸食後

朱砂丸　治小兒痴氣

朱砂（一錢比淬重一錢）　當門子（一枚如皂子大重一分五釐）

石燕子（燒醋淬五遍一錢）　木香（三字）　史君子（卡一錢）

訶子（炮去核木一錢）

右件藥細研如粉用米飲為丸如黍米大從一丸至七丸薄荷湯下日二服早晚乳食前各一服

菖蒲丸　治小兒心氣不足五六歲不能言語

石菖蒲　丹參各二錢　人參切去蘆頭焙半兩

天門冬去心　麥門去心焙各秤一兩　赤石脂三錢

右同爲細末，煉蜜和丸如菉豆大，或麻子大，溫水下五七丸至一二十丸，不計時候，日三四服，久服取效。

天麻煎丸　治小兒一切驚風，身體壯熱，多睡驚悸，手足搐搦，精神昏憒，痰涎不利。

天麻去蘆頭　防風去蘆頭　人參去蘆頭各一兩

白殭蠶炒　乾蠍炒　朱砂研水飛

雄黃研　甘草炙已上各半兩　麝香

牛黃研各二錢半

右爲細末煉蜜爲丸每兩作四十丸每服一丸至二丸薄荷湯化下不拘時候

十珍餅子　治大人小兒嘔吐痰涎粥藥難停無問新久服之愈

丁香　沉香　木香

桂去皮　藿香　肉豆蔻

吳茱萸洗焙乾已上各半兩　半夏湯洗七返曝乾一兩生薑汁製

舶上硫黃　水銀各七錢半研細結沙子

右件搗羅爲細末同和勻煉蜜和丸如小豆大捏

作餅子每服十餅生薑湯下或化服亦得量病加減服不拘時候

金瓜丸　治小兒肌熱盜汗瘦弱飲食不進常服退肌熱肥孩兒大有神效

黃連　黃蘗　青皮

甘草已上各半兩

右爲細末入麝香半錢取豮猪膽和藥在膽內用漿水煮十餘沸取出東房山頭掛一夜第二日丸作菉豆大每服十丸加至二十丸溫米飲送下不拘時候

八物定志丸 補心氣安精神

遠志去心 麥門冬去心 菖蒲

茯神去皮木 茯苓去皮白者已上各半兩 牛黃一錢

白朮一分 人參六錢

右爲細末煉蜜爲丸每一兩作三十丸以朱砂爲

衣每服一丸人參湯化下食後

無價散 治斑瘡發出不快

人貓豬狗臘晨燒 少許微將蜜水調

百者救生無一死 萬鋌黃金也何銷

右將前四物於臘日早晨日未出盛貯於銷一鋌

銀鍋子內川木炭火大籠煆令煙盡白色為度但發瘡似覺有瘡或發不快倒摧黑陷一切惡瘡並皆治之每遇小童但覺瘡證每用藥一字用蜜調服萬無一失據此藥工效無可揚以無價散呼之

鈎藤丸　治小兒治風癇時發時止歲月不休常服除根元

鈎藤　川升麻　烏犀鎊

黃芩去黑心井皮　玄參　茯神

防風去蘆頭　秦艽　檳榔

黄連　大黄　地骨皮

天竺黄　甘草炙　牙消

麥門冬去心　龍齒　琥珀

青黛　珍珠另研　麝香

牛黄　丹砂另研　龍膽已上各半兩

蜣螂去頭足翅　蟬去頭足翅生用各三个　人參一兩

金箔　銀箔各四十片同研　虎睛一對酒浸焙乾

右件除另研外爲細末軟飯丸如黄米大每一歲

兒服二十丸至三十丸人參湯或薄荷湯下

牛黄丸　治法同前鈎藤丸治法同

白花蛇酒浸　人參　茯神

獨活已上各半兩　鈎藤一分　腦子

麝香　牛黃已上各一錢　朱砂三錢另研

雀兒飯甕三十個

右件除研藥外爲末後同研合勻煉蜜丸一兩作三十丸金箔爲衣每一歲兒服一丸人參湯或薄荷湯化下

丹砂虎睛丸　治小兒諸驚癇兼壓驚鎮心藏

丹砂半兩　虎睛一隻　牛黃研

麝香研　犀角末各一錢一字　鈎藤二兩

白茯苓去黑皮剉 黃芩去黑心 人參

梔子人已上各半兩 大黃濕紙裹煨熟剉一兩

右件擣研爲末煉蜜爲丸如雞頭實大每服一丸至二丸煎金銀湯化下人參湯亦得更量兒大小加減

郁李人丸 治襁褓小兒大小便不通并驚熱痰實欲得溏動

川大黃一兩去粗皮取實者剉酒浸半日控乾炒爲細末

郁李人一兩去皮 滑石半兩細研

右先將郁李人研成膏和大黃滑石丸如黍米大

量大小與之以乳汁或薄荷湯下

射蟾丸　治驚風涎熱潮搐

大乾蟾研二錢匕　鐵粉三錢匕　朱砂末二錢匕

青礞石末　雄黃末　蛇黃燒取末各二錢匕

龍腦一字匕　麝香一錢匕各別研

右件研勻水浸蒸餅心丸如梧桐子大朱砂爲衣

薄荷水化下半丸至一丸無時

七味羌活膏　治急慢驚風壯熱發搐

羌活　獨活　烏蛇肉酒浸一宿焙各一兩

天麻　全蠍　白殭蠶

人參各半兩

右爲細末煉蜜和丸如皂角大每兩作五十丸每服一丸煎荆芥湯化下

胡黄連丸　鎮驚散熱截癇

胡黄連　黄連各半兩　朱砂一分另研

右上二味爲細末研入朱砂末都塡在猔豬膽内用淡漿水煮以杖子於銚子上用線釣之勿着底候一炊久取出研入蘆薈麝香各一分飰丸黄米大每服十丸至二十丸至三十丸食後米飲下

加減益黄散　治小兒胃虚脾弱脹滿滑泄等疾

肉豆蔻　陳皮去白　訶子皮各半兩

丁香二錢　甘草炙二錢半

右爲細末每服二錢水一盞煎至六分食前溫服

去青皮加肉豆蔻

固腸丸　治小兒脾胃不和腸滑泄瀉

木香　肉豆蔻麵裹煨以麵熟去麵用　縮砂人

赤石脂　厚朴薑製　川薑

右各等分爲細末麵糊爲丸如黍米大每服三十

丸至五十丸乳食前煎草節湯下

木香豆蔻丸　治小兒泄痢不止進食和氣

木香　草豆蔻八　檳榔

陳皮　青皮去白各一兩　京三稜四兩

肉豆蔻

右爲細末麵糊爲丸如黃米大每服五十丸棗湯下

豆蔻香連丸　治小兒乳食不節腸胃虛弱冷熱之氣客於腸間下赤白痢腸胃㽲痛日夜頻併不欲乳食並皆治之

木香半兩　黃連三分去鬚微炒　肉豆蔻二分

丁香一分　訶黎勒半兩煨去皮

右為細末粟米粥和丸如黍米大三歲小兒每服十丸乳食前溫服米飲下更量大小加減

駐車丸　治一切下痢無問新久冷熱膿血腸滑裏急日夜無度臍腹絞痛不可忍

黃連去鬚三兩　當歸去蘆頭一兩半　乾薑一兩

阿膠搗碎炒如珠子一兩半為末以醋四升熬成膏

右為細末以阿膠膏和併手丸如黃米大每服三十丸乳食前溫米飲下日三服

黃連阿膠丸　治腸胃氣虛冷熱不調下痢赤白狀

如魚腦裹急後重臍腹疼痛口燥煩渴大便不利

黃連去鬚三兩　茯苓去粗皮二兩　阿膠炒一兩另爲末

右黃連茯苓同爲末水調阿膠和衆手丸如黃米大每服二十丸乳食前溫米飲下

虎睛丸　治小兒二十四種驚癇壯熱手足嘔逆夜啼臥睡不安驚痫

虎睛一對微炙細研　牛黃　梔子人

白茯苓各半兩　人參去蘆頭　鈎藤

川大黃　黃芩已上各一兩　生犀角屑二兩

蛇蛻皮

右件藥搗羅爲末細研令勻煉蜜和丸如梧桐子大三歲兒每服以熟水研破一丸服之三四歲兒每服二丸以粥飲下亦得更隨兒大小以意加減

溫白丸 治小兒脾氣虛困泄瀉瘦弱冷疳洞利及因吐瀉或久病後成慢驚身冷瘈瘲

天麻生半兩 白殭蠶炮 白附子生

乾蠍去毒 天南星剉湯洗七次焙各一分

右同爲末湯浸寒食麵爲丸如菉豆大丸了仍於寒食麵內養七日取出未及養七日合成便服之每服五七

九至三二十九空心煎生薑米飲下漸加九數多與服

異功散 溫中和氣治吐瀉不思乳食凡治小兒虛冷病先與數服以正其氣

人參去蘆頭 茯苓去皮 白朮

甘草 陳橘皮各等分

右爲細末每服二錢水一盞生薑五片棗二枚同煎至七分食前溫熱服量多小與之

九籥衛生方 薰陸香丸 治小兒虛風慢驚潮搐瘈瘲安神魂益心氣

血竭半兩 乳香二錢半本方該分

右件同研細用火上炙爲丸乾時滴水丸如酸棗大每服一丸薄荷酒化下不計時候家傳如夏月嬰兒患上件病證爲細末薄荷人參湯調下不拘時候

正舌膏 治小兒風病搐搦機關不利喫乳難至於不能發聲者此因病作之後風邪客於舌之絡脈而致此也服之累效

天麻明大者 白殭蠶直者去絲炒 大葉薄荷鄆州者各半兩 上好朱砂飛研一分計一錢半半入藥一半爲衣

麝香一錢研　腦子

右除研者外爲末研匀煉蜜和丸如榛子大每服一丸薄荷湯化下時時服少許朱砂爲衣

訶黎勒散　治小兒脾胃氣弱不欲乳食四肢不和

訶黎勒　陳皮去白各半兩　黃耆去蘆頭

藿香葉　白术　白茯苓

桂心各一分　甘草炙半分

右爲麤散每服一錢水一小盞入生薑少許棗一枚同煎至五分去滓溫服食前

均氣散　治脾肺氣逆喘嗽面浮胸膈痞悶小便不

利

桑白皮二兩　陳皮去白一兩半　桔梗

甘草炙　赤茯苓各一兩　藿香葉半兩

木通四兩

右爲麤末每服二錢水一小盞入生薑一二片煎

至五分去滓溫服食前

雄黃丸　治小兒諸般驚顫瘈初降誕下便與乳母

帶碎諸驚忤之氣

雄黃一兩　虎頭骨三分炙　麝香一分

猴猻頭骨三分炙　白龍腦一分　大蛇頭一枚炙

乳香一分　降真香一兩末　箋香一兩

白芷香一兩　鬼臼去毛一兩末

右件都研勻細用熟棗肉和丸如彈子大初降誕兒煎熱一丸次用絲絹袋子帶一丸於身辟一切驚忤之氣

凡新降誕兒浴法用豬膽一枚投湯中令不生瘡疥湯中勿添生水浴訖斷臍

降誕三日浴法

桃根　李根　梅根各二兩剉

右三味以水八升煎二十沸去滓浴之去不祥令

身無瘡痍一方煎成去滓入麝香末少許

犀角散　治小兒驚熱睡臥不安筋脉抽掣

犀角　人參去蘆頭秤　茯神

甘草炙　黃芩各一錢　生乾地黃

麥門冬去心　龍齒各二錢

右件同爲麤末每服一錢水半小盞煎至五分去滓溫服不拘時候

天漿子散　治小兒初降誕斷臍了便傳此散免一臘內疾

天漿子三錢　亂髮燒灰存半錢　蜈蚣二寸燒灰

羚羊角燒灰一錢 麝香一小豆大

右五味研令極細纔斷了臍便用少許傅之

鐵粉丸 墜風涎

水銀 鉛二味同結沙子共秤一分

鐵粉一錢一字 輕粉一錢 天南星去臍炮爲末一錢一字

右一處研至水銀星盡爲度生薑汁麵糊和丸如粟米大每服十五丸至二十丸生薑湯送下

錢氏地黃丸 治小兒木氣虛怯由胎氣不成別神不足目中白睛多其顱即解開而色䏶白又腎氣不足則下竄蓋骨重惟欲墜於下而縮身也腎水

陰也腎虛則畏明目無睛光者並宜補之

熟乾地黃八錢焙乾　山茱萸　乾山藥各四錢

澤瀉　牡丹皮　白茯苓去皮各三錢

右爲細末煉蜜和丸每兩作五十丸三歲已下每服一二丸至三丸溫水空心化下

錢氏浴體天麻散　治小兒百日內發搐真者不過三兩次必死假者發頻不爲重真者內生驚癇假者外傷風冷蓋血氣未實不能勝任乃發搐也欲知假者口中氣出熱也治之可發風邪用浴體塗顖法

天麻末二錢　蠍尾去毒為末　朱砂各半錢匕

烏蛇肉酒浸焙為末　白礬各三錢　麝香一字匕

青黛三錢匕

右同研勻每服三錢水三椀桃枝一握并葉五七枚同煎至十沸溫熱浴之勿浴背

大青膏　治小兒外感風寒呵欠頓悶口中氣熱肝主風實則目直大　虛則崩牙多欠又胸滿短氣氣急喘嗽上氣故當發散之又治小兒外傷寒其候伸欠頓悶口中氣熱或怕畏人惡風脈浮者並宜服之

天麻末一分 白附子末生一錢半 朱砂研一字匕

青黛研一錢 麝香一字匕 烏蛇稍肉酒浸焙乾取末半錢

天竺黃上研一字 蠍尾去毒生半錢

右同再細研勻生蜜和成膏每服半皂子大至一皂子大月中兒粳米大同牛黃膏溫薄荷湯化一處服之五歲已上同甘露散服之

安神丹 治小兒心神不寧困臥多睡及痰涎壅塞恍惚不定

朱砂二錢半 南乳香半兩 酸棗人一兩炒去皮

人參二錢半 遠志去心一錢半用淨數

右五味爲細末蜜丸如榛子大金箔爲衣每服一丸人參湯化下每兩作三十丸

瀉白散　治小兒肺氣壅寒壯熱飲水喘悶及胸滿短氣氣急喘嗽痰涎窒塞唇深紅色者並宜服之

地骨皮揀去土　桑白皮細剉細黃各一兩　甘草炒半兩

右爲細末每服一二錢水一中盞入粳米百粒同煎至六分去滓食後溫服

十味麝香餅子　治小兒風癇潮熱瘈瘲及口眼偏斜項背強直目睛上視並皆治之

川烏頭炮去皮　天南星炮　白花蛇肉

乾蠍稍各半兩　乾赤頭蜈蚣二條酒浸酥炙已上並搗羅爲細末

眞好麝香半兩另研　乳香另研　鐵粉另研

朱砂另研　牛黃各一分另研

右件都一處研細拌勻酒打白麵糊和爲餅子如雞頭實大每服一粒至二粒煎人參薄荷湯化下量兒大小加減

蘆薈丸　治小兒疳氣羸瘦面色萎黃腹脇脹滿頭足作穗揉鼻咬甲好喫泥土利色無定寒熱往來目澁口臭齒齗爛畢常服長肌肉退黃煞疳蟲進飲食

乾蝦蟆　大皂角已上二味等分同燒灰存性爲末每末一兩入下

青黛一分　蘆薈　麝香

朱砂各一錢

右爲細末湯浸蒸餅爲丸如麻子大三歲兒服十五丸米飲湯下量兒大小加減用之

史君子丸　治小兒五疳或抓頭揉目或頭燋筋青下痢頻多久而不瘥轉甚羸瘦並皆治之

史君子用仁二兩　丁香　木香

厚朴薑製　沒食子　胡黃連

肉豆蔻已上各一兩　蘆薈　麝香各一錢研

右件爲細末粟米飲爲丸如黍米大每服一十五丸米飲湯送下食前

瀉青丸又名瀉肝丸減大黃 治小兒肝臟實熱手尋衣領及亂捻物目直視不搐得心熱則搐身反折强直目運劄或目內青者或臟腑泄瀉諸藥不能止者以致脾胃久虛並宜服之

當歸去蘆頭切焙秤 龍膽焙乾 川芎

山梔子人 大黃濕紙裹煨 羌活

防風去蘆頭切焙秤各一兩

右爲細末煉蜜和丸每兩作三十丸每服半丸至

一九煎竹葉湯同沙糖溫水化下

全蠍散 治小兒急慢驚風搐掣痰涎壅塞胸膈不利

全蠍十一个 朱砂研 乾烟脂各一錢

薄荷四錢

右爲細末每服半錢乳汁調下

阿膠散 治小兒肺氣虛怯脣內色悶亂氣麤喘促哽氣長出氣皆肺虛損故也宜補之

阿膠二兩半麩炒 黍黏子焙 甘草炒各一分

馬兜苓半兩 糯米一兩炒 杏人七个去皮尖

右為末每服一二錢水一盞煎至六分去滓服食後

菖蒲煎丸　治小兒肺氣壅實咳嗽痰涎喘鳴肩息

人參　石菖蒲　款冬花

桂心　紫苑茸已上各一錢

右為細末煉蜜和丸每兩作三十丸每服一丸煎糯米湯化下食後服

錢氏白朮散　治小兒吐瀉之後腹中疼痛氣不和煩渴引飲不止及傷寒下後胃中虛熱飲水無以當生胃中津液多服愈佳常多煎不代水

癸巳新刊御藥院方卷第十一

御藥院昉于宋有勾當官有典有藥童掌按驗秘方以時和藥以進御及供奉禁中之用金元因之蓋唐尚藥局也此書不題撰人姓名按翰林學士高鳴序云太醫提點榮祿許公暨二三僚友取御藥院壬寅所刊方書板正其訛補其缺求其遺亡而附益之元史許國禎傳世祖即位錄前勞授榮祿大夫提點太醫院事壬寅元太宗十四年此時未建年號乃宋淳祐三年也由此觀之其書係于元太宗朝諸醫官所集高序成乎至元四年距壬寅二十五年許遷禮部尚書在至元十二年乃知所謂許公者爲國禎無疑

矣又按政和本草中收御藥院方者十餘道今考諸此書無一所見而宋藝文志馬氏經籍考俱不載其目蓋宋舊有御藥院方而佚已久矣徐東皐於古今醫統中引此書方藥而於採摭書目則云宋太宗朝無名氏集抑攷核之不審也元人方書李明之羅天益王好古危亦林薩德彌實李仲南孫允賢等之外流傳未廣此乃輯宋末金源諸方者頗備亦寳架中不可欠之書也壬子夏日借抄于佐伯侯高標紅粟齋因記其后爾是歲重九丹波元簡廉夫書

寛政初元

國家布維新之政再修學校而令朝士志於醫者入學焉乃課講習使長於技者代辨診脈論病證講方書而學者皆孳孳有所進云既有學政則又不可以不廣貯其書也於是乎所謂秘于帳藏于山之書亦無日不至焉佐伯侯有鄰侯之好其富典籍聞於海內藏中有元御藥院方法眼多紀君乞而謄之余從而借讀之多備所未聞之方乃知彼時典藥者承詔集之以考異同無所不搜也既得斯書又思公之因僦工而上木授之海內學醫者觀斯多方庶乎有補

於政化之萬一云爾

戊午仲冬　　醫官法眼千賀芳久識

右御藥院方十一卷倣乾隆聚珍之式

擺字刷印凡貳百有五十部以廣其傳

原本舛錯不㝡僂指今釐訂其可攷者

以待後之君子爾